철저하고 단순한 해설과 동영상으로 이해하는 조작의 기본

가장 빠르게 스스로 익힌다!

소화기 내시경의 기본 테크닉

김광하 옮김

Shuichi Miyamoto 지음

도서출판 대한의학

추천의 말

~미야모토 선생님의 열정과 노력, 그리고 지식이 가득 담긴 훌륭한 한 권의 책, 내시경을 잡는 법, 자세를 잡는 법, 움직이는 방법의 기본을 배워 봅시다!~

2022년 6월, 스웨덴에서 유학 중이던 미야모토 선생으로부터 갑작스럽게 메일이 도착하였다. 놀랍게도 2012년 본인이 홋카이도 토마코마이에서 강연했던 「위 내시경의 관찰 방법」을 아직도 기억하고 있었으며, 그 내용이 내시경을 지도하는 데 큰 도움이 되었다는 감사 인사였다. 더 나아가 장기간 스웨덴에서 내시경을 지도하면서 내시경 기초 교육의 중요성을 더욱 절실히 깨닫게 되었고, 현지 의사들을 위한 내시경 기본 테크닉 책을 집필 중이라는 소식도 전해주었다. 그해 9월, 미야모토 선생은 실제로 자신이 어떻게 지도하고 있는지 보여주는 슬라이드를 공유해 주었는데, 솔직히 그 내용을 보고 깜짝 놀랐다. 예상했던 것보다 훨씬 흥미롭고 깊이 있는 내용이었기 때문이다. 그리고 12월, 스웨덴어로 번역되기 직전의 원본 텍스트북을 보내주었는데, 이것이 바로 이 책의 초본이었다. 지금까지 초심자를 위한 내시경 서적은 많이 존재했지만, 내시경을 잡는 법과 자세를 잡는 법, 그리고 기초적인 움직임까지 이처럼 세밀하고 알기 쉽게 설명한 책은 없었다.

2023년 5월, 미야모토 선생이 귀국하자마자 직접 완성된 책을 보여주었다. 물론 본인은 스웨덴어를 읽을 수 없지만, 사진과 일러스트만으로도 내용을 쉽게 이해할 수 있도록 표현된 것이 인상적이었다. 이 내용이라면 꼭 홋카이도의 젊은 의사들에게도 소개하고 싶다고 생각했고, 그래서 그해 10월, 홋카이도에서 젊은 의사들을 대상으로 진행하는 연구회 AMBITIOUS에서 특별 웹 강연을 요청하였다. 결과는 대성공이었다. 홋카이도 내에서뿐만 아니라, 타 지역의 저명한 선생들도 극찬을 하였다. 그와 동시에, 이 책은 단순히 해외에서만 활용될 것이 아니라 반드시 일본에서도 널리 읽혀야 한다는 확신이 들었다. 그래서 8월에 요도샤(羊土社) 관계자분들께 적극 추천을 드렸고, 미야모토 선생의 뜨거운 열정이 전달되어 마침내 이 책이 완성되었다. 마치 내 일처럼 기쁘게 생각한다. 미야모토 선생, 진심으로 축하드립니다! 그리고 요도샤 관계자 여러분께도 감사드립니다.

아무런 과장 없이 지금까지 있을 법하면서도 존재하지 않았던 훌륭한 내용이 담겨 있습니다. 특히 내시경 훈련을 이제 막 시작한 초보 의사, 체계적인 교육을 받을 기회가 없어 독학으로 내시경을 익혀온 의사들에게는 꼭 한 번 읽어보기를 강력히 추천합니다. 미야모토 선생의 열정과 노력, 그리고 지식이 가득 담긴 이 책이 많은 분들에게 도움이 되길 바라며, 한 명의 서포터이자 팬으로서 이 책을 자신 있게 추천합니다.

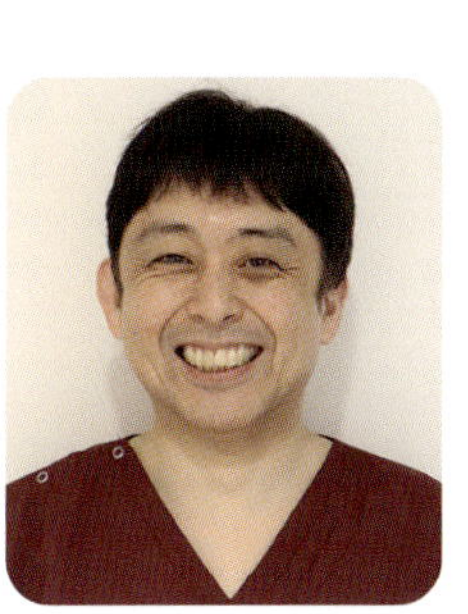

2024년 4월

가나가와현립 암센터 소화기내과

滝沢耕平

추천의 말

~원점인 동시에 정점~

지금 이 책을 손에 들고 있는 사람 중 저자인 미야모토 슈이치 선생을 알고 있는 분이 얼마나 될까? 솔직히 말하자면 나 자신도 홋카이도를 중심으로 소화기 내시경 정보를 발신하는 AMBITIOUS (AcadeMy of BasIc TechnIques and knOwledge for yoUng endoScopist in Hokkaido)에서 이 책과 같은 내용을 다루는 webinar가 열린다는 것을 보고서야 처음 그의 존재를 알게 되었다. 그의 내시경 기술이 얼마나 뛰어난지조차 몰랐다. 어쩌면 그는 내시경 분야의 전문가도, 유명한 사람도 아닐지도 모른다. "도대체 누구지, 이 사람?"하고 생각할 정도일 수도 있었다. 하지만 본인은 그의 강연을 듣고 나서 바로 이메일을 보내지 않을 수 없었다. "21세기 들어 가장 집요하고 들을 만한 강연이었습니다!" 그만큼 그 내용은 내게 강렬한 충격을 주었다. 그리고 본인은 즉시 그의 팬이 되어버렸다.

세상의 '전문가'라 불리는 내시경 의사들은 항상 같은 높이의 검사대를 사용하고 평소와 같은 방식으로 내시경을 잡으며, 손가락과 코드의 위치를 일정하게 유지한 상태에서 자신만의 루틴 포지션을 무의식적으로 취한 채 자유자재로 내시경을 다룬다. 하지만 초보자가 그것을 눈으로 보고 흉내 낸다고 해서 똑같이 할 수 있을까? 아니다, 결코 쉽지 않다. 왜냐하면 전문가들은 자신에게 너무나 당연한 것들을 일일이 설명할 수 없기 때문이다. 그런데 미야모토 선생은 이런 요소 하나 하나를 집요하게 분석하여 설명하고 있다. 더 이상 쪼갤 수 없을 정도로 동작을 세밀하게 분석하여 설명해 주기 때문에, 왜 그렇게 해야 하는지를 명확하게 이해할 수 있다. 또한 동시에 "어떻게 가르쳐야 하는가"에 대한 해답도 제시해 주고 있다.

이 책은 기본을 이해하기 위한 초보자를 위한 입문서인 동시에, 지도자가 기술을 어떻게 언어화하여 초급자에게 전달해야 하는지를 제시해 주는 지도자를 위한 참고서이기도 하다. 즉, 기본이면서 정점을 극한까지 추구한 한 권의 책이다. 경험이 많은 내시경 의사일수록 책에 나오는 각각의 동작에 대해 자신만의 의견이 있을 수도 있다. 하지만 그런 차이를 논의하는 것 또한 이 책을 활용하는 하나의 방법일 것이다. 이 책은 모든 내시경 의사가 반드시 한 권씩 소장해야 하며, 그 내용을 집요하게 파고들어 읽어볼 가치가 있는 한 권의 책이다.

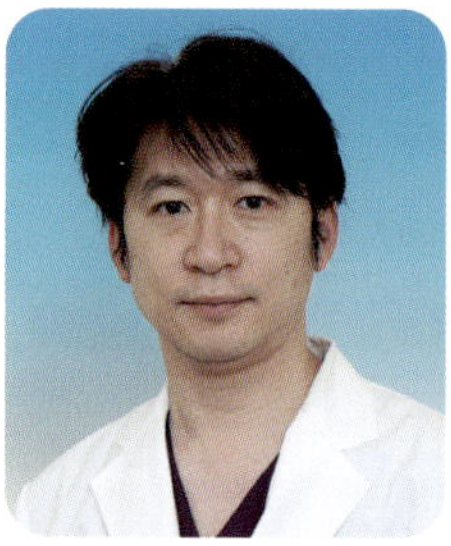

2024년 4월

군마대학교 의과대학 부속병원 광학의료진료부

竹内洋司

추천의 말

~20년 전에 이 책이 있었더라면!~

“20년 전에 이 책이 있었더라면!” 이것이 『가장 빠르게 스스로 익힌다! 소화기 내시경의 기본 테크닉』을 다 읽은 후, 내가 가장 먼저 떠올린 솔직한 감상이었다. 내시경 공부를 막 시작했을 당시, 만약 이 책이 내 손에 있었다면 수많은 시행착오를 줄이고 훨씬 더 수월하게 내시경 술기를 익힐 수 있었을 것이다.

이 책의 가장 큰 특징은 풍부한 일러스트와 사진을 통해 복잡한 내시경 기술을 매우 쉽게 설명하고 있다는 점이다. 특히 오른손과 왼손의 동작이 사진으로 자세히 제시되어 있어, 마치 전문가가 바로 옆에서 지도해주는 듯한 느낌을 준다.

이제 막 내시경을 배우기 시작한 사람들에게 이 책은 가장 소중한 길잡이가 될 것이다. 반드시 이 책을 곁에 두고, 내시경의 세계를 깊이 탐구해 보길 바란다.

또한 이미 내시경을 다룰 줄 아는 사람들에게도 새로운 발견과 기술 연마에 최적화된 내용이 가득하다. 나 역시 이 책을 읽고 나서 내 자신의 내시경 기술 중 몇 가지를 다시 점검하고 수정하였다.

그리고 이 한 권을 완벽히 익힌 후에는 같은 요도샤에서 출판된 『Dr. 히라사와의 상부 소화관 내시경 진단 세미나 상·하권』을 함께 읽어보길 추천한다. 미야모토 선생의 책과 본인의 책을 병행하여 학습한다면 여러분의 내시경 기술과 진단 능력은 새로운 차원으로 도약할 것이다.

2024년 4월

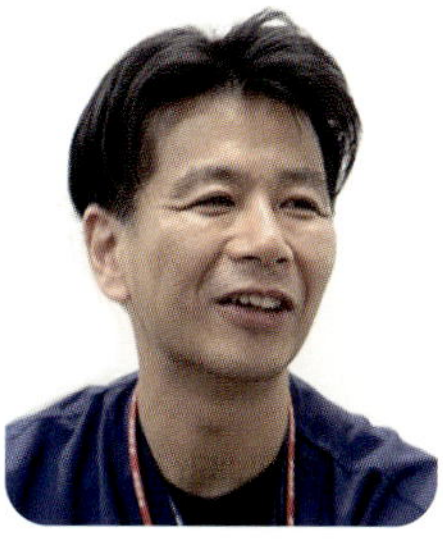

암연구회 아리아케병원 상부 소화관내과

平澤俊明

머리말

**~"감각으로 배우는 것"이 아니라, "이해하며 배우는 것"
이것이 바로 이 책의 핵심 개념입니다~**

필자는 2021년부터 2년 동안 스웨덴 칼스타드 중앙병원(Karlstad Central Hospital)에서 ESD뿐만 아니라 내시경의 기본 기술을 지도하였다. 일본과 마찬가지로 스웨덴에서도 초보자가 내시경의 기본 기술을 올바르게 습득하는 것은 어렵고, 쉽게 학습할 수 있는 교재 또한 없었다. 다른 나라에서 가르치면서 명확한 언어로 전달하는 것과 효율적으로 교육하는 것의 필요성을 더욱 절실히 느껴 지도 방법을 연구하며 이 책의 기반이 된 내시경 기본 기술 교재를 현지에서 출판하였다. 이것이 바로 「Endoskopi Teknik och praktik」(Shuichi Miyamoto), Tillotts Pharma AB, 2023이다. 현재 이 교재는 초보자뿐만 아니라 지도자에게도 널리 활용되고 있으며, 이를 일본의 내시경 진료 환경에 맞추어 개정한 것이 바로 이 책이다.

그동안 내시경을 배울 때는 "기술을 보고 익히는 것이다"라는 말이 당연하게 받아들여져 왔다. 하지만 초보자가 단순히 관찰만으로 기술을 익힌다는 것은 극히 어려운 일이며, 가르치는 입장에서도 "감각적으로 배운" 기술을 체계적으로 설명하는 것은 쉽지 않다. 이 책에서는 내시경을 잡는 법에서 시작하는 기본 기술을 감각으로 익히는 것이 아니라 이해하여 배울 수 있도록, "언어"와 "사진·일러스트"를 활용하여 체계적으로 설명하고 있다.

기본 기술을 올바르게 이해하고 습득하면, 자신의 기술은 더욱 발전하고 다양한 상황에 대응할 수 있게 된다. 『가장 빠르게 스스로 익힌다! 소화기 내시경의 기본 테크닉』이 여러분의 내시경 기술 습득과 향상에 큰 도움이 될 것을 자신 있게 약속드린다!

자, 힘차게 내시경을 시작해 봅시다!

2024년 4월

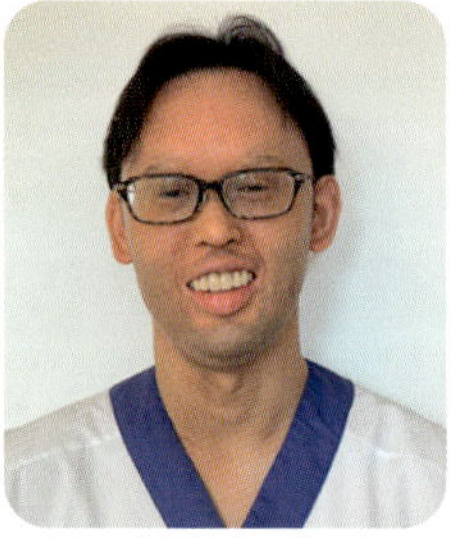

훗카이도대학 대학원 의학연구원 내과학강좌 소화기내과학교실과

宮本秀一

저자 프로필

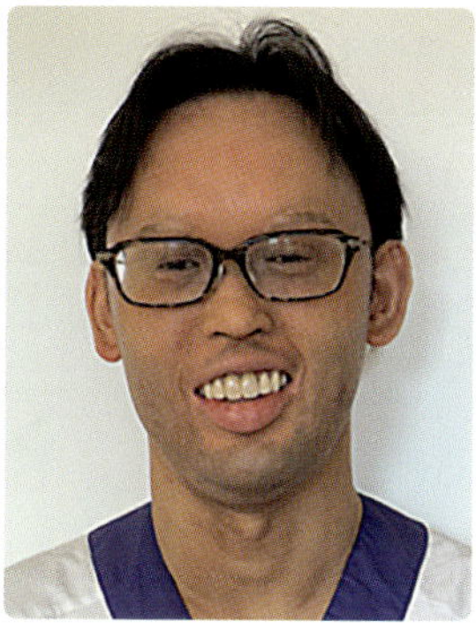

宮本秀一(Shuichi Miyamoto)

소속

홋카이도대학 대학원 의학연구원 내과학 강좌 소화기내과학 교실

약력

2009년 가나자와 의과대학 의학과 졸업
2011년 홋카이도대학 대학원 의학연구원 내과학 강좌 소화기내과학 교실 입국
2017년 홋카이도대학 대학원 의학연구과 의학 전공 박사과정 수료
2021년 스웨덴 칼스타드 중앙병원 Endoscopy educator
2023년 홋카이도대학 대학원 의학연구원 내과학 강좌 소화기내과학 교실 조교
현재에 이르다

역자 서문

역자는 1996년 내과 전공의 3년 차 때 처음 상부 소화관 내시경을 잡았습니다. 그때는 전공의 4년 차 선생님과 소화기 내과 전임의 선생님을 통해 도제식으로 내시경 검사 술기를 배웠습니다. 이 당시 시뮬레이터와 같은 내시경 훈련 기구는 없었으며, 실제로 환자에게 내시경 검사를 하기 전 교수님이나 전임의 선생님께서 내시경 검사를 마치면 내시경을 받아서 세척하는 소위 "닭새"라는 과정을 거쳤습니다. 이때 내시경 선단과 손잡이를 잡아 보면서 내시경 조작에 대한 감을 익혔습니다. 이렇게 2-3주가 지나면 전임의 선생님께서 모든 내시경 검사가 끝난 뒤 식도에서 내시경을 빼기 전에 내시경을 받아 식도에서의 조작에 대한 감을 익혔습니다. 그리고 난 다음 위 → 십이지장 → 그리고 마지막으로 삽입의 과정을 한 단계씩 배워나갔습니다. 지금 생각하면 이 과정에서 제게 검사를 받은 환자들에게 진심으로 죄송스럽다는 마음을 지울 수 없습니다.

이후 내시경 검사 및 내시경 관련 시술을 하면서 스스로 환자에게 해가 되지 않는, 그리고 병변을 놓치지 않는 가장 무해한, 그리고 가장 효과적인 내시경 검사법을 터득하여 이를 제자들에게 전수하고 있습니다. 예를 들면 모니터와 환자의 입 부위를 일치시키기, 모니터 높이는 눈 높이로 맞추기, 야구 선수가 배트를 잡는 것과 같이 내시경을 가볍게 잡기, 내시경 회전 시 오른손 비틀기는 거의 사용하지 말기, 내시경을 꼬이지 말기 등을 제자들에게 직접 행동으로 보여주고 있습니다. 하지만 뭔가 부족한 면이 항상 있었고, 이를 어떻게 문서화할 수 있을까 하는 고민을 늘 하고 있었습니다.

그런데 이 책을 접하면서 망치로 머리를 얻어맞은 것 같은 느낌이 들었습니다. 이때까지 제가 제자들에게 전수했던 내용들이 원리와 함께 아주 쉽게 설명되어 있었으며, 또한 제가 미처 생각하지 못했던 점을 깨우치게 되었습니다. 특히 시뮬레이터를 사용하는 체계적인 교육 내용이라는 점은 교육기관에 근무하는 저에게는 큰 충격이었습니다. 제가 처음 내시경을 접하였을 때 이 책이 있었더라면, 좀 더 나은 내시경의, 그리고 좀 더 나은 교육자가 되지 않았을까 하는 생각을 지울 수 없었습니다.

저는 개인적으로 일본의 여러 유명한 내시경의를 알고 있지만, 미야모토 슈이치 선생은 이 책을 통해 처음 접하게 되었습니다. 꼭 학회를 통해, 아니면 개인적으로 초청해서 실제 강의를 꼭 들어보고 싶습니다. 이 책이 내시경을 처음 시작하는 분뿐만 아니라 저와 같은 숙련자께도 큰 도움이 될 것임을 감히 장담하며, 이 책을 여러 번 동영상과 함께 정독하길 바랍니다.

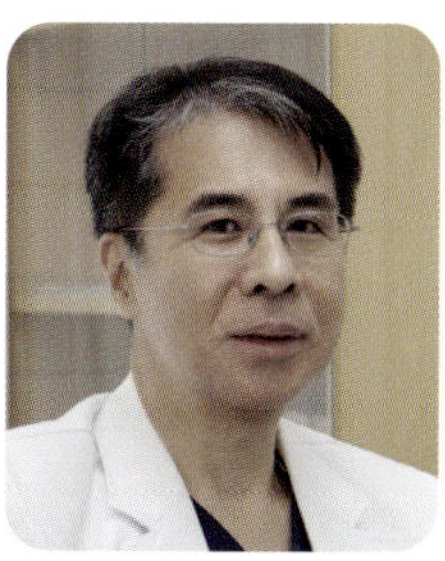

2025년 4월

부산대학교 의과대학 내과학교실

김광하

가장 빠르게 스스로 익힌다!

소화기 내시경의 기본 테크닉

제 1 장 상부 소화관

목차

제2장 하부 소화관

부록

내시경 각 부위의 명칭

내시경 각 부위의 기능과 명칭

기본 조작 기술을 배우기 전에 내시경 각 부위의 명칭과 기능을 확인하도록 한다(그림 1~3).

여기에서는 상부 소화관 내시경을 사용하여 설명하지만, 기본적인 구조는 하부 소화관 내시경도 동일하다.

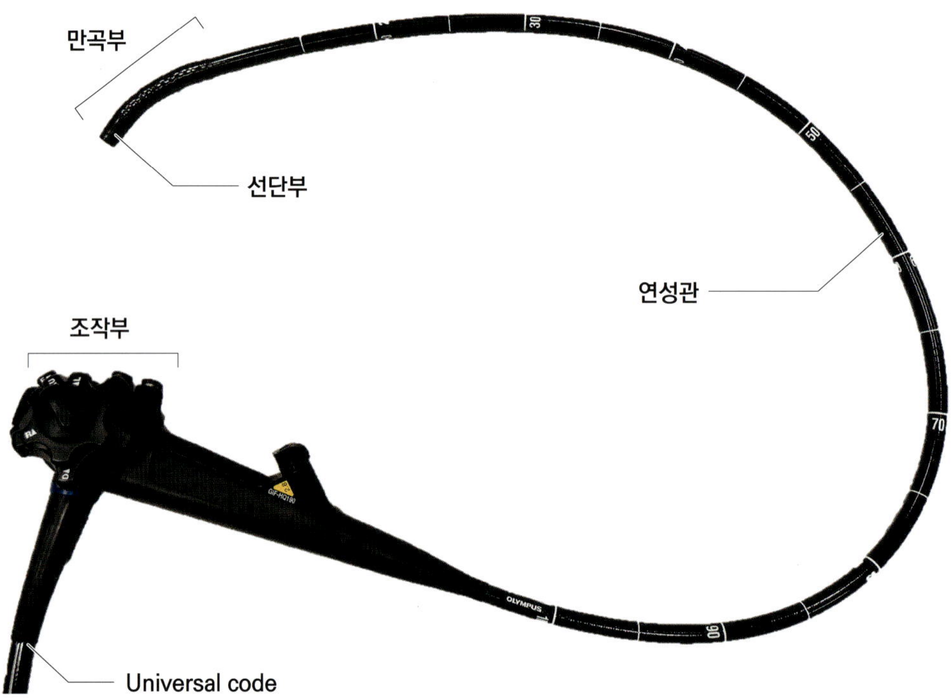

그림 1 내시경 각 부위의 명칭

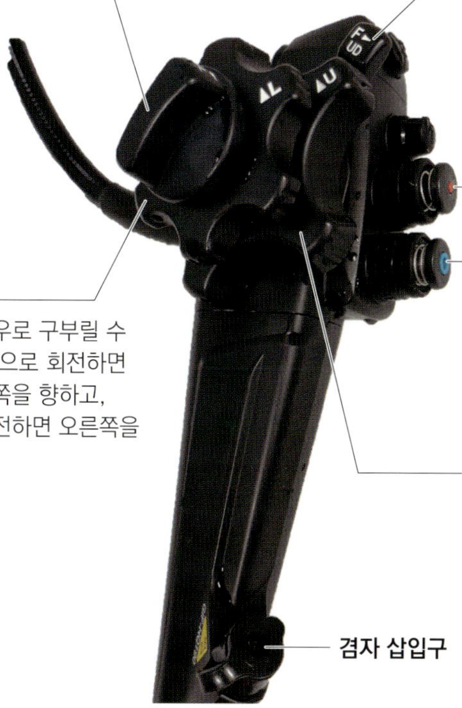
좌우 앵글 고정 knob
반시계 방향으로 돌리면
좌우 앵글을 고정할 수 있다.
상하 앵글 고정 knob
반시계 방향으로 돌리면 상하
앵글을 고정할 수 있다.
흡인 버튼
내시경 선단에서 위액이나 장액 등을
흡인할 수 있다.
송기·송수 버튼
가볍게 누르면 공기를 내시경 선단
에서 배출할 수 있고, 강하게 눌러
밀어 넣으면 물이 나와 렌즈를 세척
할 수 있다.
좌우 앵글 knob
내시경 선단을 좌우로 구부릴 수
있다. 반시계 방향으로 회전하면
내시경 선단이 왼쪽을 향하고,
시계 방향으로 회전하면 오른쪽을
향한다.
상하 앵글 knob
내시경의 선단을 위아래로 구부릴 수 있다.
반시계 방향으로 회전하면 내시경 선단이
위쪽을 향하고, 시계 방향으로 회전하면
아래쪽을 향한다.
겸자 삽입구

그림 2 ● **내시경 조작부의 명칭**

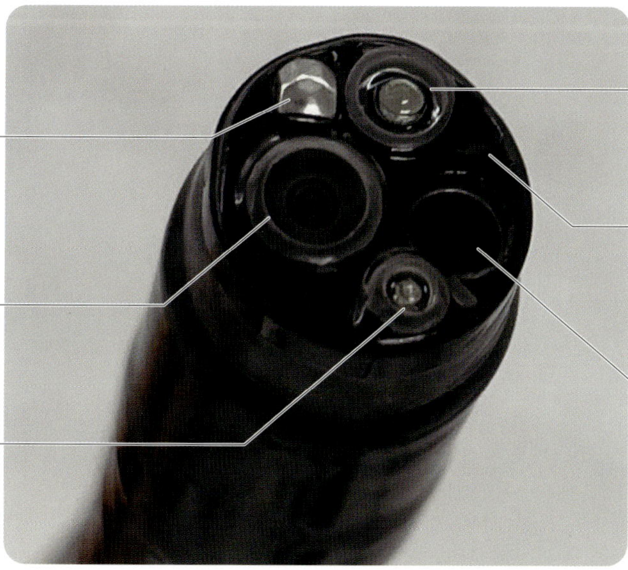
송기·송수 노즐
조명 렌즈
보조 송수구
대물 렌즈
겸자·흡인구
조명 렌즈

그림 3 ● **내시경 선단부의 명칭**

버튼 설정 예

조작부의 버튼 설정 예시이다(그림 4). 각 버튼의 기능은 변경할 수 있지만, freeze 기능은 반드시 조작부의 스위치에 설정해야 한다. Freeze할 때마다 매번 영상을 확인함으로써 흔들림 없는 영상을 촬영하기 위한 노력이 필요하며, 이를 통해 보다 높은 수준의 촬영 기술을 익힐 수 있다.

A GIF-XZ1200(올림푸스 메디컬 시스템 주식회사)

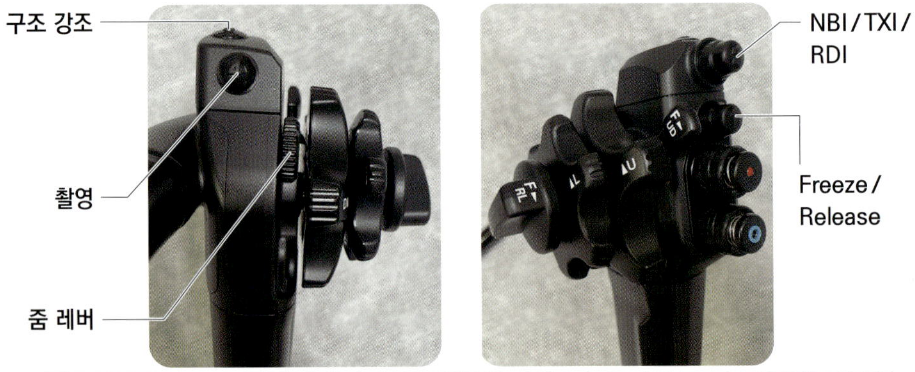

각 기능의 해설
색채·구조 강조: 영상의 색조나 윤곽을 강조한다.
촬영: 영상을 촬영한다.
NBI/TXI/RDI: 「NBI (narrow band imaging)」「TXI (texture and color enhancement imaging)」「RDI (red dichromatic imaging)」 전환을 수행한다.
Freeze/Release: 모니터 화면을 일시 정지 및 해제한다.
줌 레버: 줌 조절을 수행한다.

B EG-L600ZW7(후지필름 주식회사)

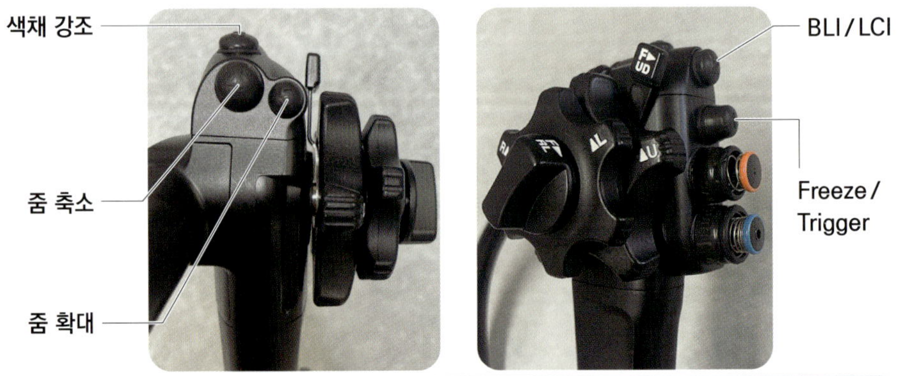

각 기능의 해설
색채·윤곽 강조: 영상의 색조나 윤곽을 강조한다.
촬영: 영상을 촬영한다.
BLI/LCI: 「BLI (blue laser imaging)」「BLI-bright」「LCI (linked color imaging)」 전환을 수행한다.
줌 축소/줌 확대: 각각 줌 정도를 조절한다.

그림 4 ● 조작부의 버튼 설정 예

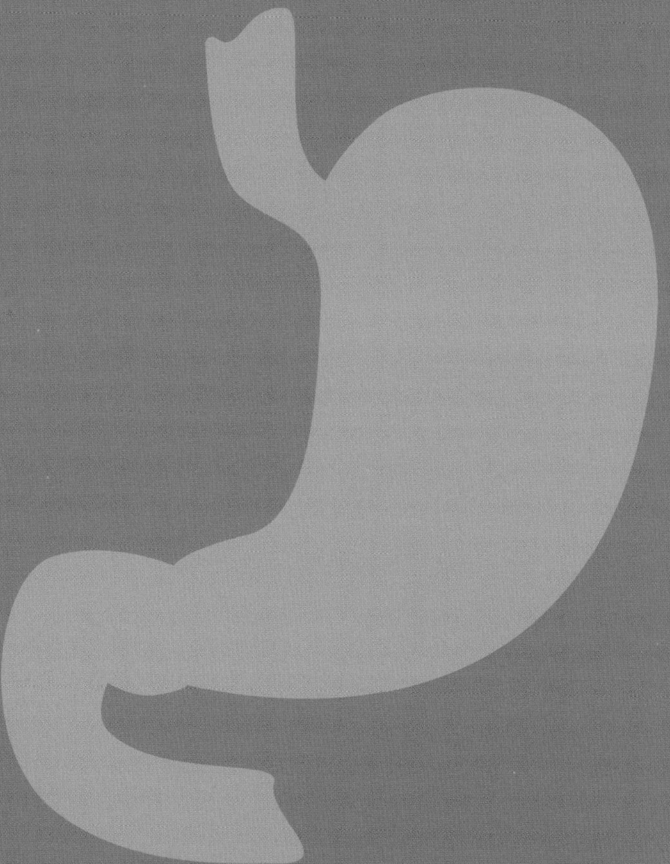

제 1 장
상부 소화관

상부 소화관 내시경을 위한 기본 술기는 대장내시경이나 내시경 치료의 토대가 되는 매우 중요한 술기이다. 각 술기가 서로 연결되어 있으므로 항목별 술기를 확실히 익힌 후 다음 항목으로 넘어가도록 한다.
상부 소화관 내시경에서 기본 술기를 완벽하게 익히는 것이 전문가가 되기 위한 가장 빠른 길이다.

1 해부

Point

- 각 부위의 명칭을 일러스트와 내시경 영상을 이용하여 익히도록 한다.

1 구강부터 십이지장까지의 해부

상부 소화관 내시경 연습을 시작하기 전에 해부의 올바른 명칭을 학습하도록 한다. **구강부터 십이지장까지가 관찰** 범위에 해당하며, 해부학적 구조에 대한 정확한 이미지 형성은 내시경 실력 향상에 필수적이다(그림 1~3).

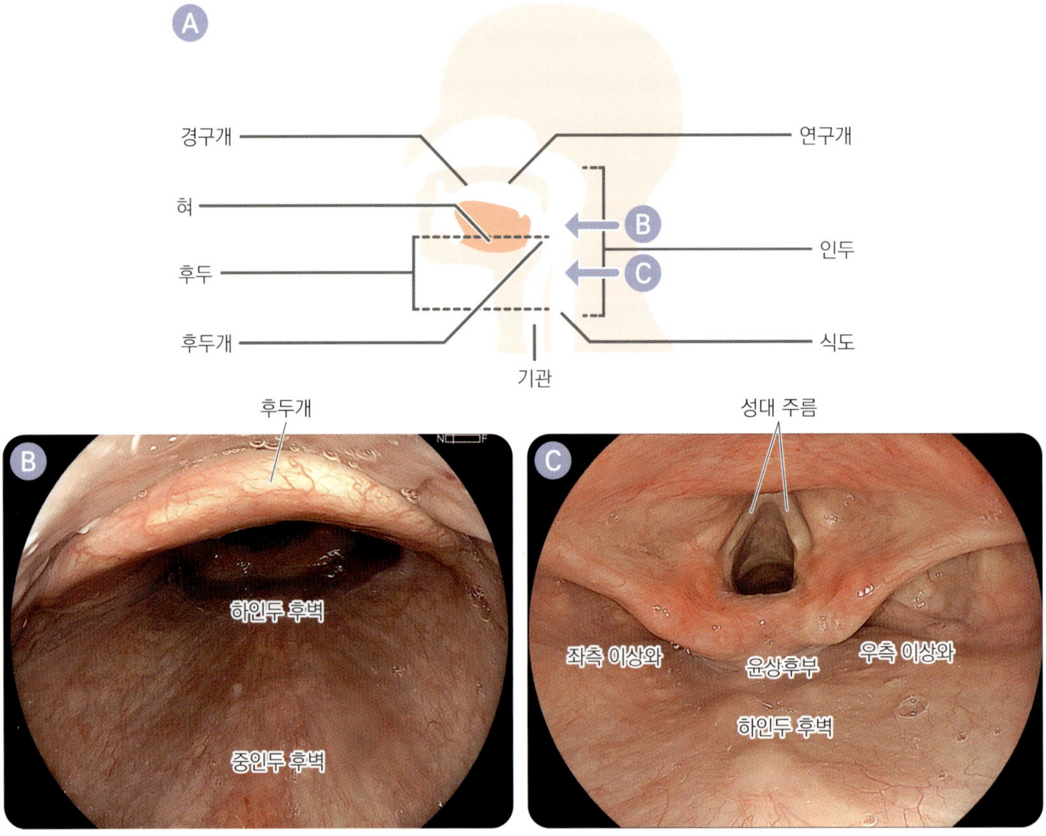

그림 1 ● 인두·후두의 해부와 정상 내시경 영상

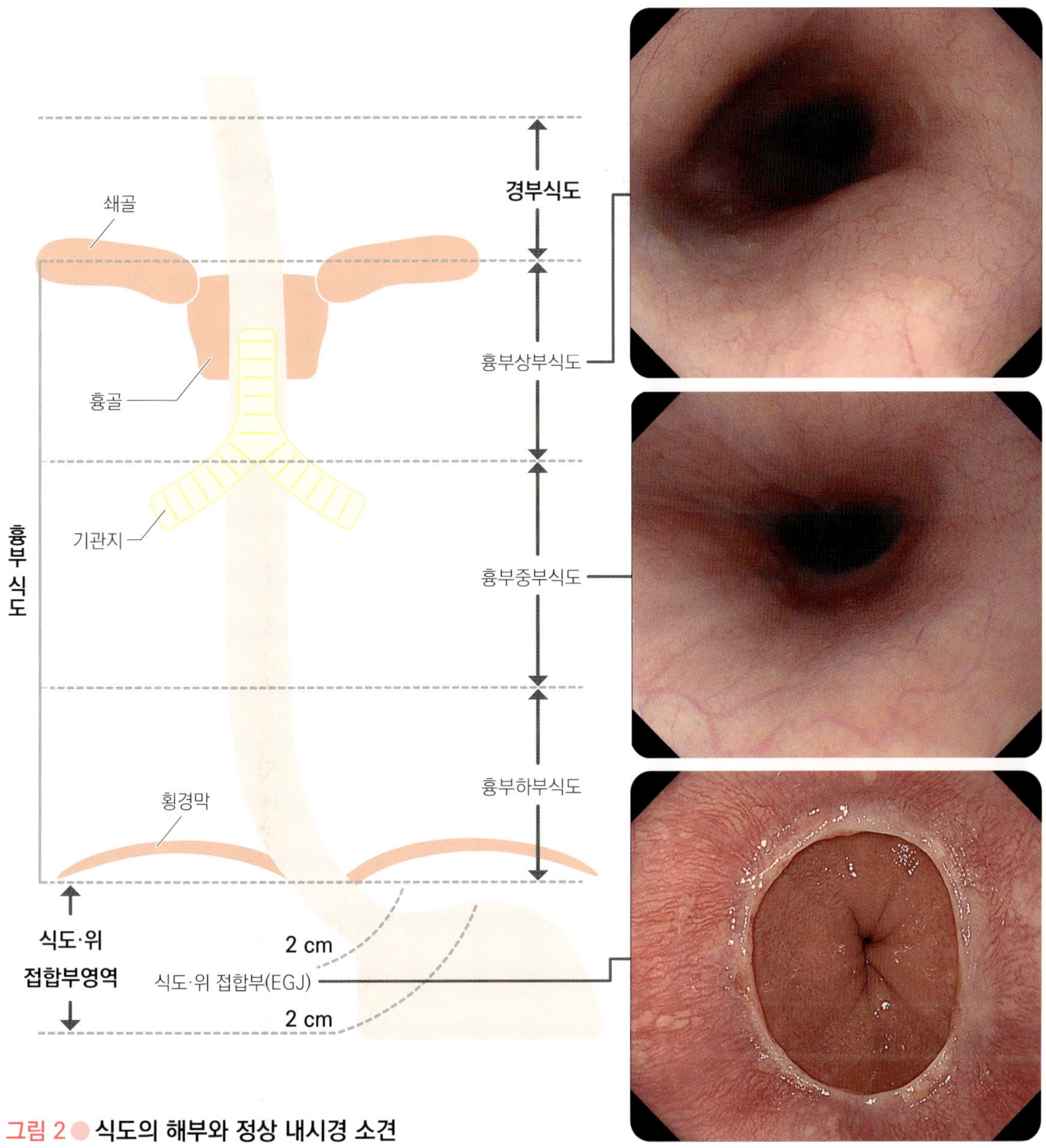

그림 2 ● 식도의 해부와 정상 내시경 소견

A 분문	B 궁륭부	C 위체부	D 전정부	E 유문
F 십이지장 하행부	G 바터 유두	H 십이지장 구부	I 위각부	J 위체부

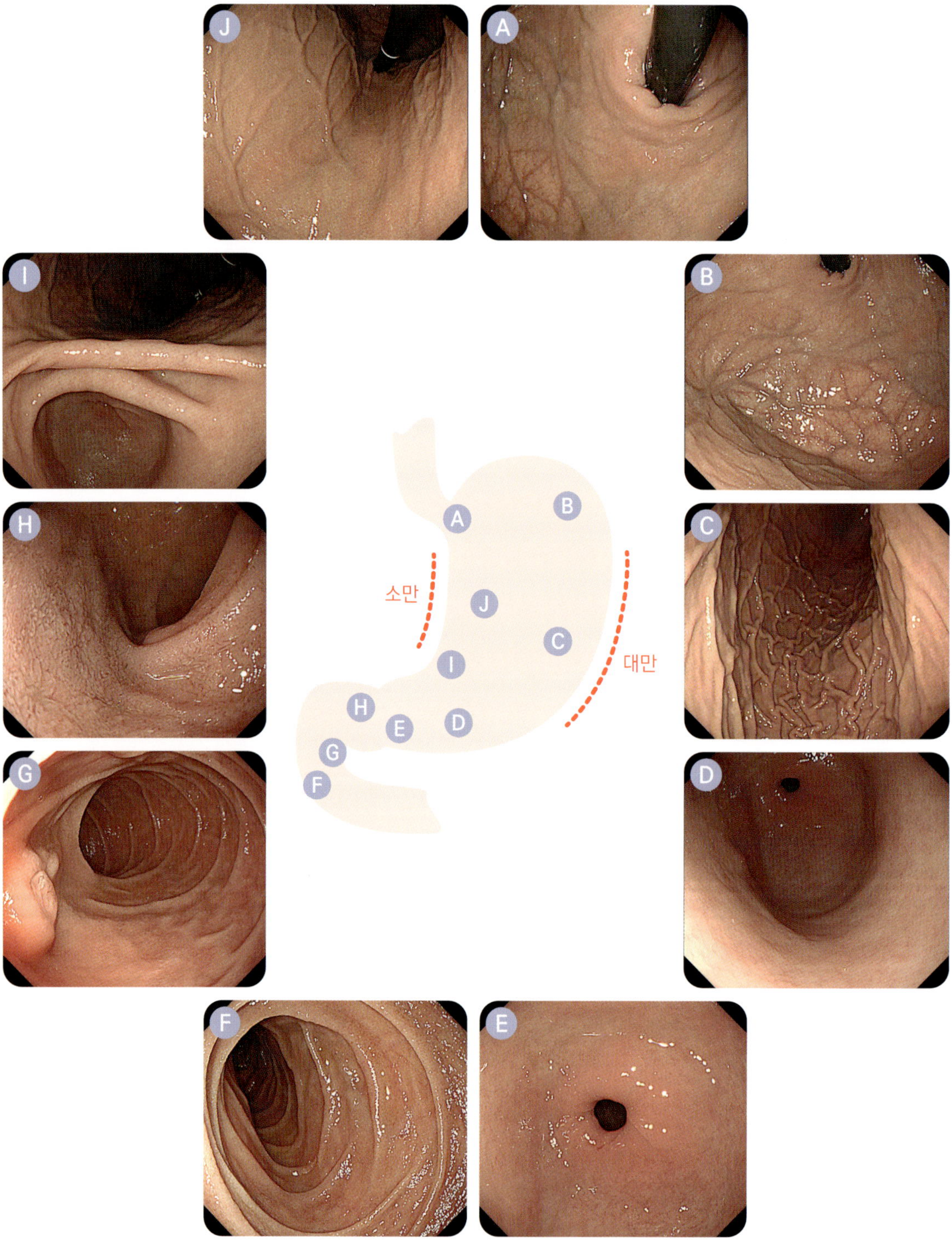

그림 3 ● 위·십이지장의 해부와 정상 내시경 소견

2 기억하는 요령

■ 위의 부위를 외우기 어렵다면…

먼저 "**분문**", "**위각부**", "**유문**" **이 세 가지**만 외운다(그림 4A).

다음으로 "분문"에서 위로 확장된 부위를 "**궁륭부**"로 기억하고, 각각의 사이에 있는 부위를 "**위체부**"와 "**전정부**"로 외우도록 한다(그림 4B). 마지막으로, "위체부"를 "**위체 상부·위체 중부·위체 하부**"로 나눠 익히도록 한다(그림 4C). 이처럼 순서에 따라 차근차근 이해하면 쉽게 외울 수 있다.

또한, 각 부위에는 "전벽·후벽·소만·대만"의 네 방향이 있으므로, 어느 방향인지도 함께 익혀야 한다. 예를 들어 "위체 상부 전벽"의 경우 "전벽의 위체 상부"가 아니라 "위체 상부의 전벽"처럼 "**부위+4방향의 순서**"로 이해하도록 한다.

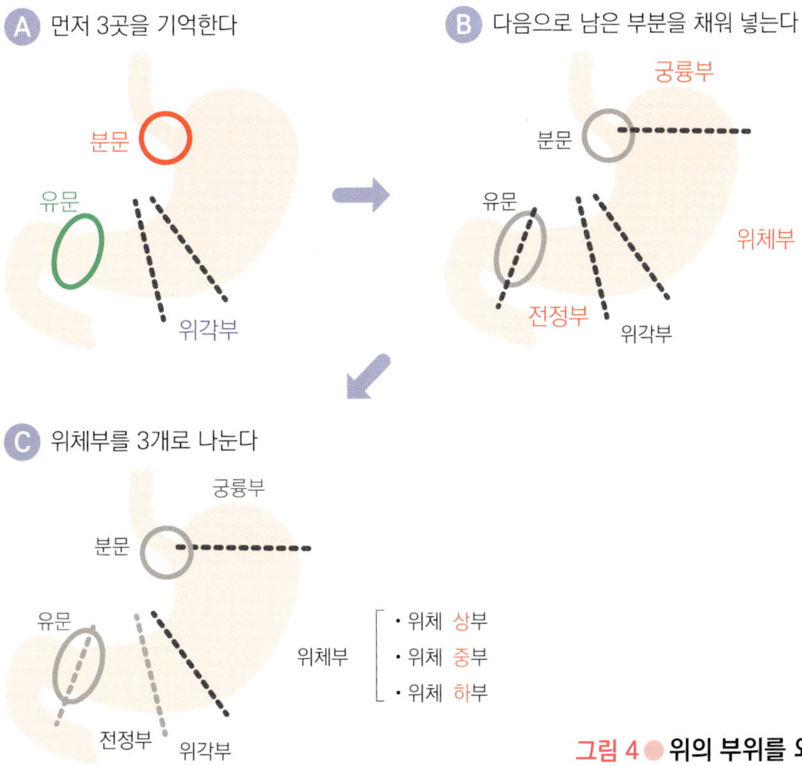

그림 4 ● 위의 부위를 외우는 법

■ 전벽과 후벽이 어느 쪽인지 헷갈린다면…

어느 쪽이 전벽이고 후벽인지 이해하기 전까지는 **'왼쪽이 전벽, 오른쪽이 후벽'이라는 규칙**을 이용하는 것이 편리하다(그림 5). 이 규칙은 **직시 하에서 관찰 시 대만의 주름이 내시경 화면의 12시 방향에서 6시 방향으로 위치할 때**(그림 5A), **반전하여 아래에서 관찰 시 내시경 화면의 12시 방향에 분문이, 6시 방향에 위각부 소만이 위치할 때**(그림 5B) 적용된다.

Pitfall 내시경이 회전함에 따라 화면상의 네 방향이 변하게 되지만(그림 6), 이 규칙과 각 위치 관계(그림 7)를 기억하면 실제 관찰 시에도 도움이 된다.

다음의 경우 화면 좌측이 전벽, 우측이 후벽이 된다.

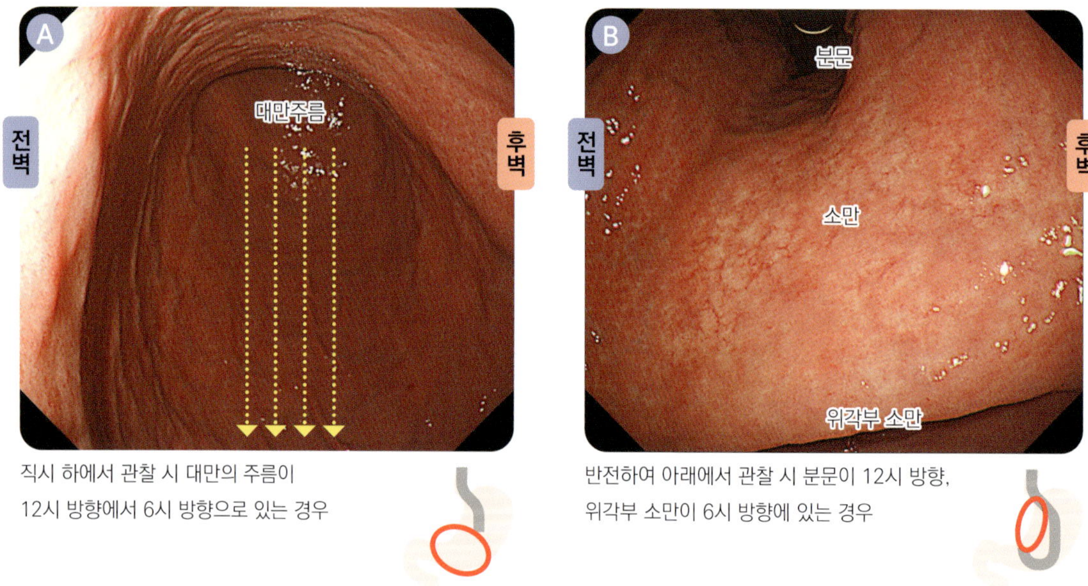

직시 하에서 관찰 시 대만의 주름이 12시 방향에서 6시 방향으로 있는 경우

반전하여 아래에서 관찰 시 분문이 12시 방향, 위각부 소만이 6시 방향에 있는 경우

그림 5 ● 전벽과 후벽을 기억하는 방법

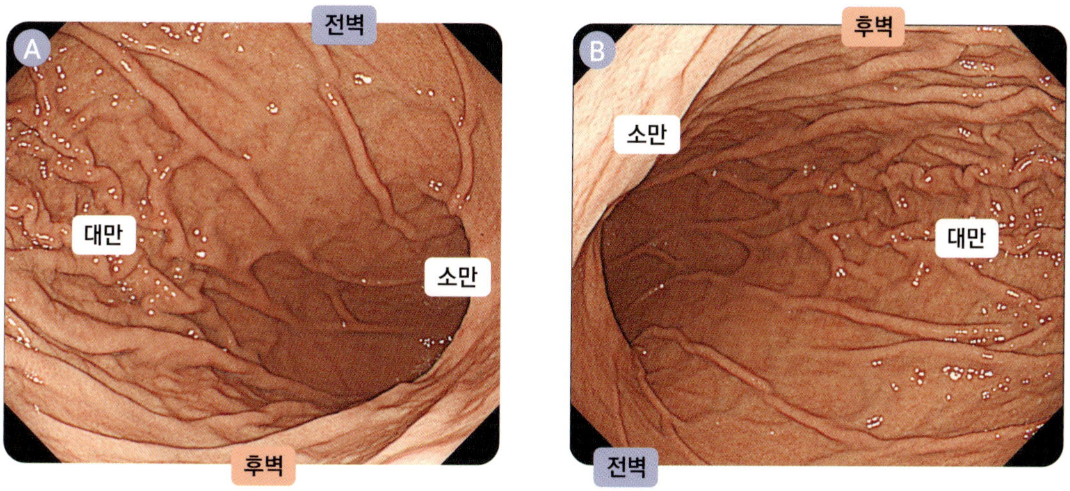

그림 6 ● 내시경 회전에 따라 보이는 방향의 변화

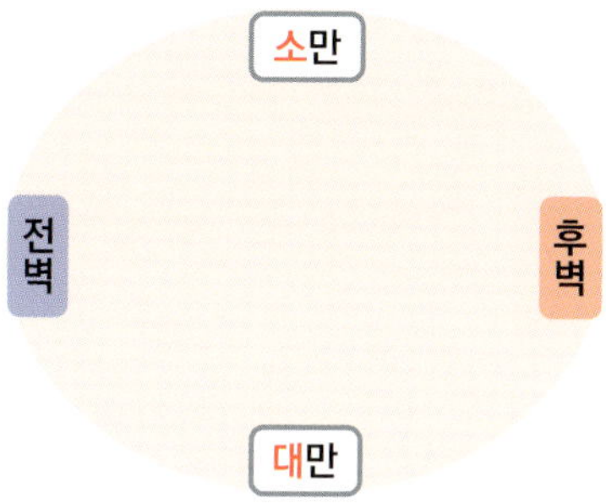

그림 7 ● 직시 하에서 관찰 시 위의 단면 이미지

2 검사대와 모니터 조정

Point

- 검사대는 오른손과 입이 같은 높이가 되도록 조정한다.
- 모니터는 시선 정면에서 15~20° 사이의 각도로 조정한다.

1 검사대 높이 조정

검사대와 모니터의 최적 위치를 매번 확인한다. "초보자이기 때문에 조정한다"가 아니라, "조정할 줄 알아야 전문가"이다.

먼저, 오른팔을 편안하게 이완한 상태에서 내시경을 잡는다. 이어서 **오른손과 입이 같은 높이가 되도록 검사대의 높이를 조정**한다(그림 1). 올바른 높이로 조정하면 자신의 몸에 부담을 주지 않는 자세로 검사를 수행할 수 있을 뿐만 아니라, 검사대가 수평이 되면서 회전이나 밀고 당기는 동작이 내시경 선단에 쉽게 전달되므로 내시경을 원활하게 조절할 수 있다(→**제1장-4, p.29~33**).

A 올바른 높이 B 검사대가 너무 높다 C 검사대가 너무 낮다

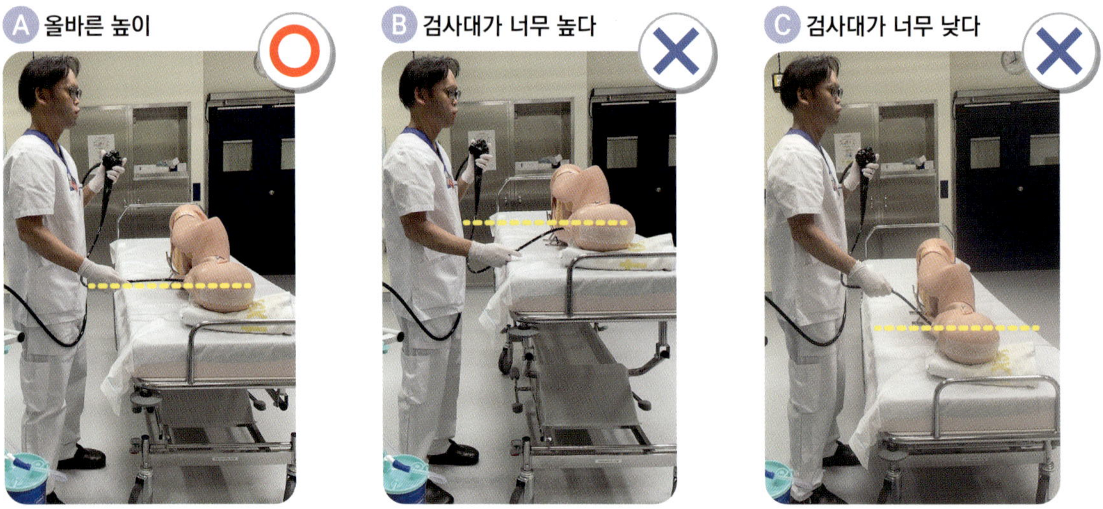

그림 1 ● 검사대의 높이

2 모니터의 위치 조정

내시경실에 이동식 모니터가 있는 경우에는 모니터의 위치도 신경을 써서 조정한다.

모니터를 시술자의 정면에 설치하도록 한다. 모니터의 높이는 시선 정면에서 15~20° 사이가 되도록 조정한다(그림 2). 이렇게 하면 목에 부담을 주지 않고 올바른 자세를 유지할 수 있으며, 보다 쉽고 정확하게 내시경을 조절하는 데 도움이 된다.

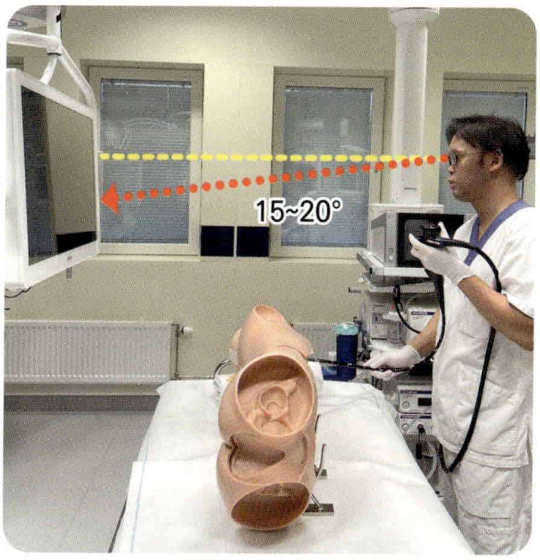

그림 2 ● 모니터의 위치

요령 무리한 자세로 내시경 검사를 하면 몸에 부담이 갈 뿐만 아니라, 원활한 내시경 조작이 어렵다. 몸의 방향을 바꾸어 내시경을 해야 하는 경우에는 목을 비트는 것이 아니라, 모니터를 몸의 정면으로 이동하도록 한다(그림 3). 수술실 등 평소와 다른 환경에서 내시경을 할 때는 최적의 작업 환경을 조성하는 것이 더욱더 중요하다.

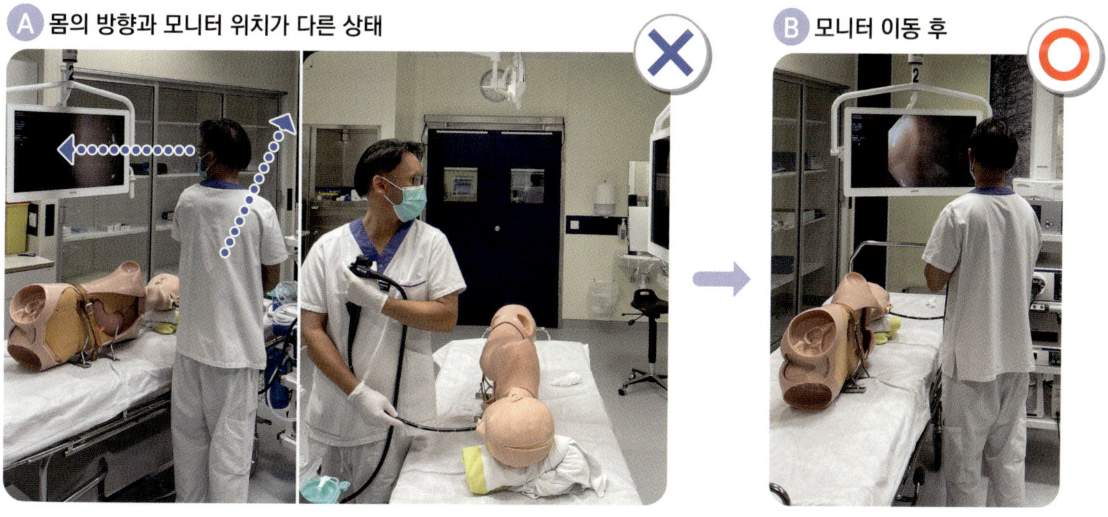

그림 3 ● 몸의 방향을 바꿔야 할 경우의 모니터 위치
목을 비틀지 않고 모니터를 정면으로 마주하면, 올바른 자세로 내시경을 조절할 수 있다.

3 내시경 잡는 법

movie 1

Point

- 안정적인 내시경 조작을 수행하기 위한 잡는 방법을 익혀보도록 한다.
- 왼손과 오른손의 위치, 잡는 방법을 배워보도록 한다.

1 기본 자세

모니터와 검사대의 조정이 끝나면, 실제로 내시경을 잡아 본다. 올바른 자세로 내시경을 잡으면 내시경을 간단하게 조절할 수 있다.

그림 1A는 내시경을 잡았을 때의 올바른 자세를 나타내고 있다. **양손 사이가 C자 곡선(****→제1장-4, p.38~41****)이 되도록** 잡아야 한다. 이때 양쪽 **겨드랑이가 벌어지지 않도록** 한다(그림 1B, C).

Pitfall

겨드랑이가 벌어진 상태에서는 팔이 불안정해질 수 있다. 실제로 겨드랑이를 크게 벌린 상태에서 내시경을 잡아 차이를 확인해 보도록 한다. 내시경이 무겁게 느껴지고, 팔이 불안정해지는 것을 알 수 있다.

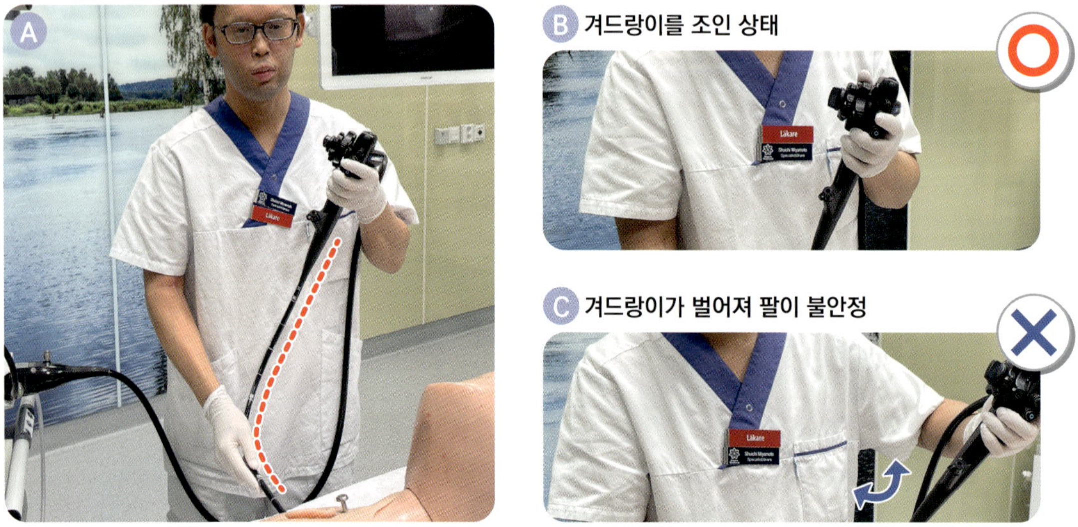

그림 1 ● 상부 소화관 내시경의 올바른 잡는 방법
C자 곡선을 유지하고 겨드랑이를 벌리지 않는다.

2 왼손 · 왼팔

■ 코드를 눌러 고정하기

왼손은 주로 조작부를 다루는 데 사용하지만, 내시경을 정확하게 조절하려면 왼팔의 사용법도 중요하다.

광원 장치와 내시경 조작부를 연결하는 universal code는 왼쪽 전완의 내측에 놓는다(그림 2). 왼쪽 전완으로 코드의 움직임을 고정함으로써 내시경 조작이 안정되며, 왼손과 왼쪽 전완의 두 부위로 내시경을 지탱할 수 있어 왼손에 가해지는 부담이 줄어든다.

또한, 내시경이 안정됨으로써 겸자나 올가미 조작도 용이해진다(→**제1장-5, p.44~46**).

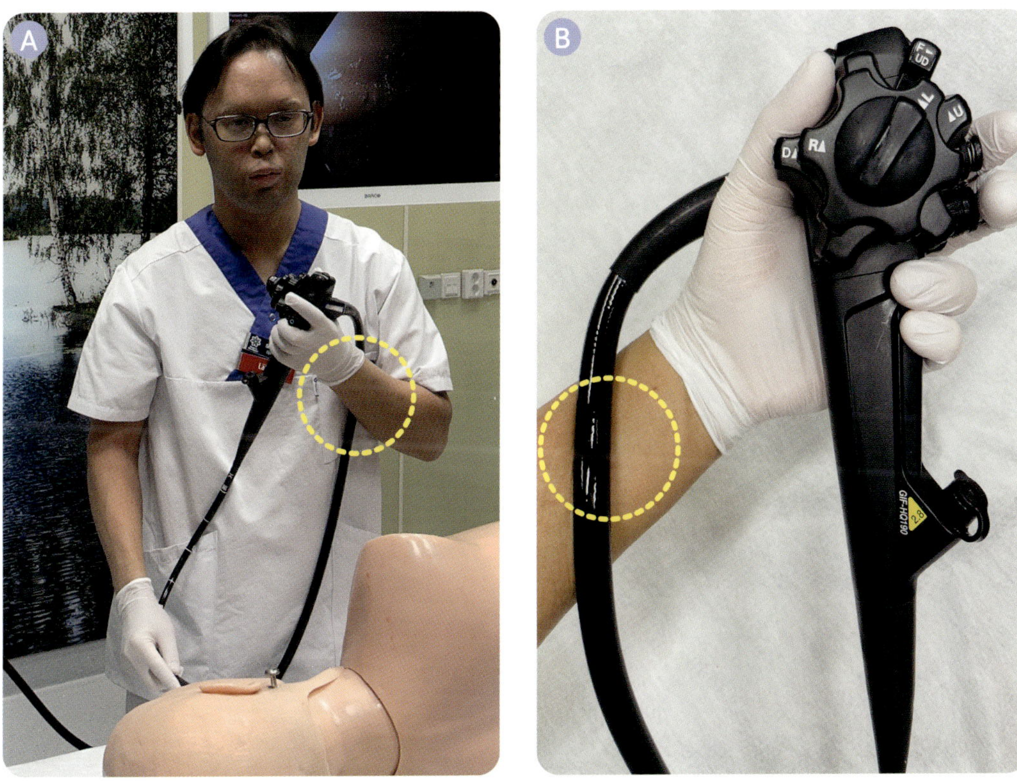

그림 2 ● **왼팔로 universal code를 고정하는 방법**

조작부를 잡는다

조작부는 왼손으로 잡도록 한다. 앵글 knob의 사용법은 나중에 설명하겠지만(→ 제1장-4, p.34~37), 흡인 버튼과 송기·송수 버튼에는 각각 한 손가락을 사용한다(그림 3). **검지를 흡인 버튼에 놓고, 중지를 송기·송수 버튼에 놓는다.**

요령

흡인/송기를 순간적으로 구분하여 사용함으로써 정확한 흡인/송기가 가능해진다. 또한, 두 버튼을 동시에 사용하면 흡인이 다소 약해지므로 점막의 흡인을 피할 수 있다(그림 4). 두 개의 손가락을 각각의 버튼에 올려두는 이유가 바로 이것이다.

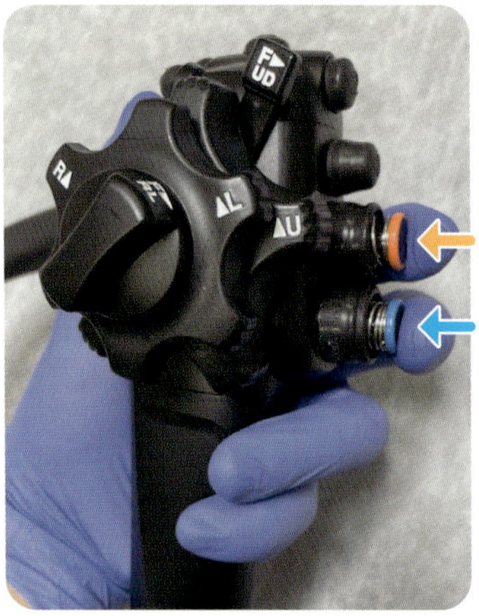

- **흡인 버튼:** 내시경 선단에서 위액 등을 흡인할 수 있다.
- **송기·송수 버튼:** 가볍게 누르면 공기를 내시경 선단에서 내보낼 수 있으며, 강하게 눌러 밀어 넣으면 물을 내보내 렌즈를 세척할 수 있다.

그림 3 ● **흡인 버튼과 송기·송수 버튼을 누르는 방법**

A 흡인에 의한 점막 손상

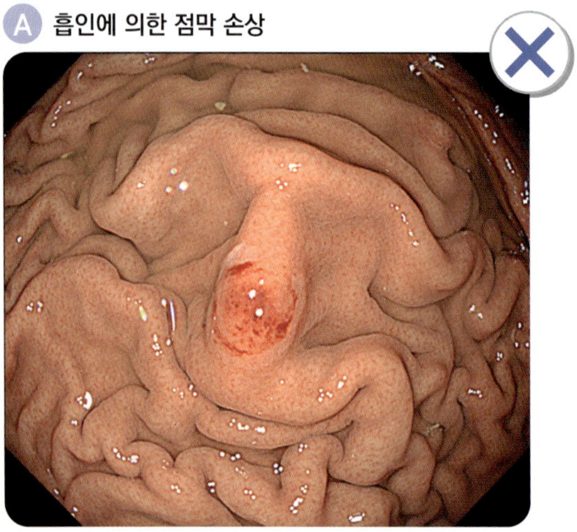

B 송기를 병용한 흡인 이미지

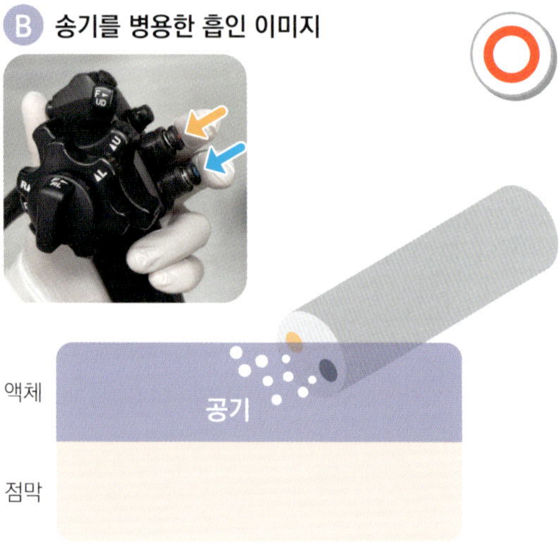

그림 4 ● **송기를 하면서 흡인하여 점막 흡인을 피한다.**

3 오른손

입에서 약 15~20 cm 떨어진 위치를 가볍게 오른손으로 잡아 준다(그림 5A, B). 내시경을 밀고 당기는 동작에 맞춰, 적절하게 내시경을 다시 잡아 같은 거리를 유지하도록 한다.

요령 일반적인 검사 시에는 오른손은 내시경을 지탱하는 느낌으로 가볍게 잡아 준다. 너무 강하게 잡으면 내시경의 움직임이 방해를 받아 왼팔이나 왼쪽 손목을 이용한 조작이 원활하게 이루어지지 않는다. 그러나 내시경 치료 시나 대장내시경 시에는 강하게 잡는 것이 필요할 수도 있으므로, 상황에 따라 구분하여 사용하도록 한다(그림 5B, C).

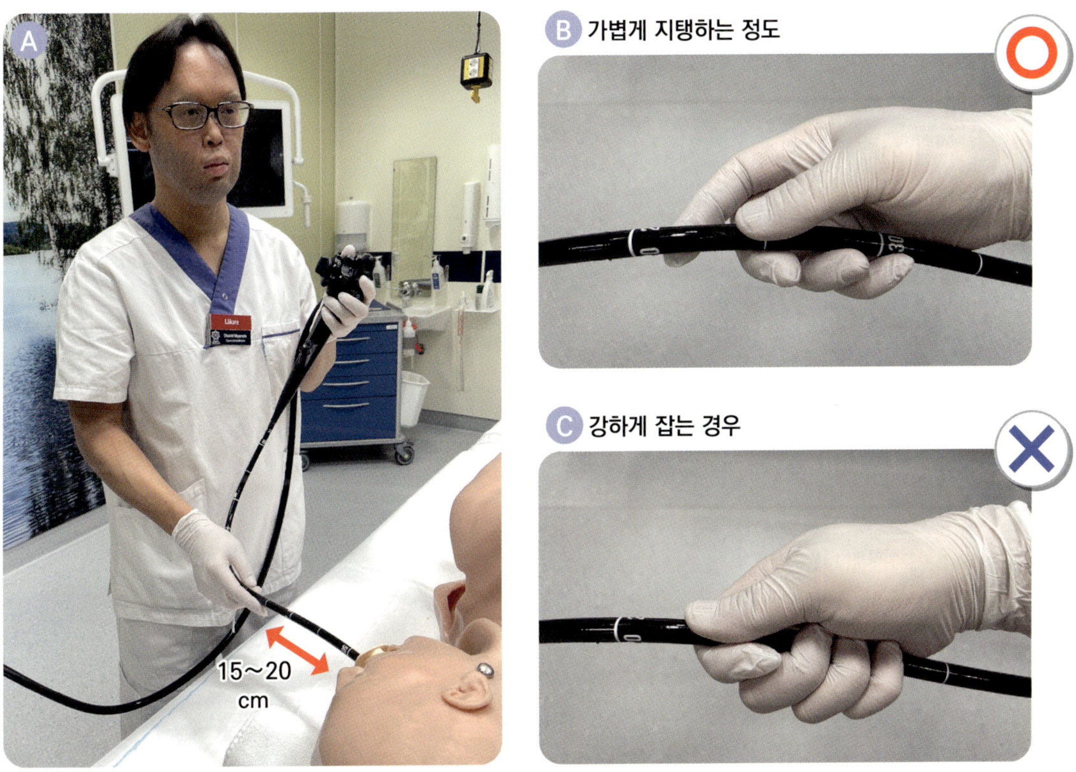

그림 5 ● 오른손의 잡는 방법
A, B) 입에서 15~20 cm를 가볍게 지탱하는 정도로 잡는다.
C) 강하게 잡아버리면 내시경의 움직임이 제한된다.

4 내시경 조절

movie 2

Point

- 내시경의 세 가지 움직임을 마스터한다.
- "C자 곡선"을 확실히 이해하여 내시경을 효율적으로 조절한다.

1 내시경 움직임의 기본

내시경을 확실하게 조절하려면 내시경의 '움직임 메커니즘'을 이해하는 것부터 시작하도록 한다. 내시경의 움직임은 **'전후 동작'**, **'회전 동작'**, **'상하좌우 앵글 동작'**이라는 세 가지 움직임으로 나눌 수 있다(그림 1). 이 세 가지 움직임을 확실하고 정확하게 조합함으로써 내시경을 정밀하게 조절할 수 있다. 이 섹션은 기초 술기 중에서 가장 중요한 부분이다. 확실하게 익혀 두도록 한다.

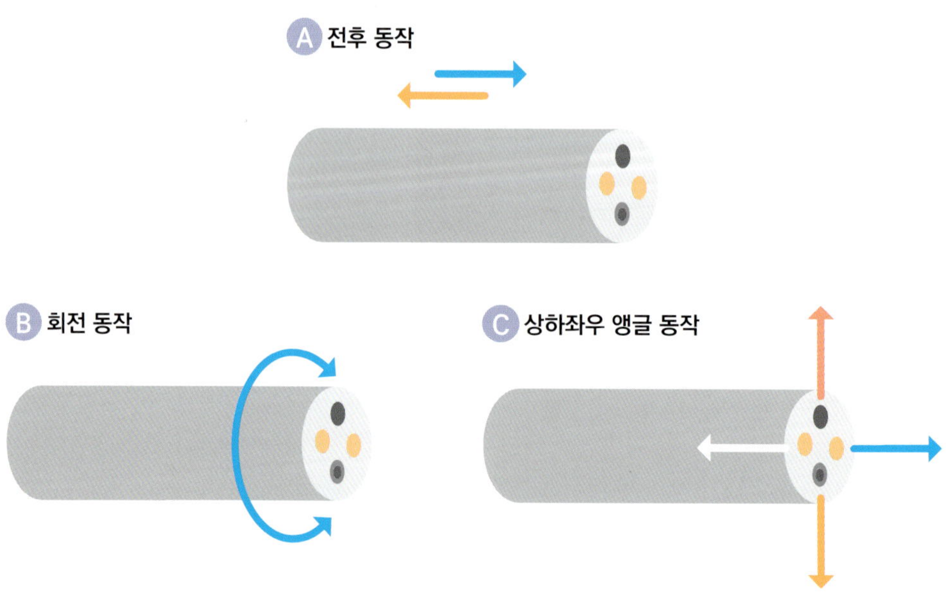

그림 1 내시경의 기본 동작

2 전후 동작

내시경의 전후 동작은 **입에서 약 15~20 cm 떨어진 위치를 가볍게 잡고, 내시경을 밀고 당기는** 방식으로 수행된다(그림 2). 검사대를 조정하여 오른손과 입이 같은 높이가 되도록 하면, 전후 동작이 방해받지 않고 원활하게 내시경을 움직일 수 있다. 처음에 배웠던 "검사대 조정"(**→제1장-2, p.22**)이 여기에서도 연결된다.

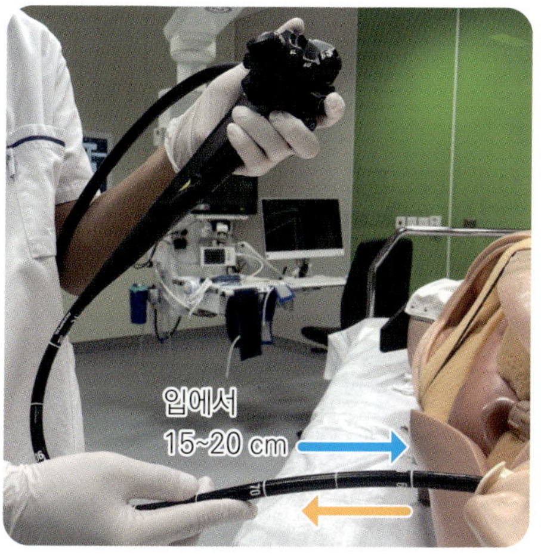

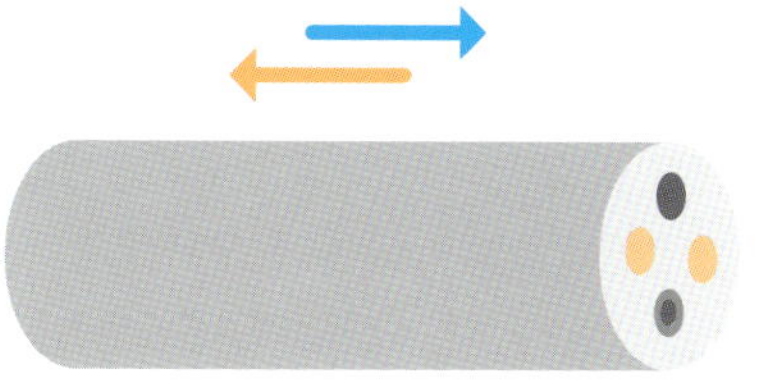

그림 2 ● **내시경의 전후 운동**

3 회전 동작

내시경의 회전은 **'오른손 비틀기'**, **'왼쪽 손목의 굴곡·배굴'**, **'왼쪽 전완의 굴곡·신전'** 동작으로 수행된다(그림 3).

상부 소화관 내시경 검사·치료 시에는 주로 **'왼쪽 전완'과 '왼쪽 손목'**의 움직임을 사용한다. 왼쪽 손목을 이용한 내시경의 회전은 왼쪽 전완의 회전에 비해 작으므로, 필요한 회전의 크기에 맞추어 적절히 사용을 구분해야 한다. 또한, 두 가지 움직임을 조합함으로써 내시경을 360° 회전시킬 수 있다.

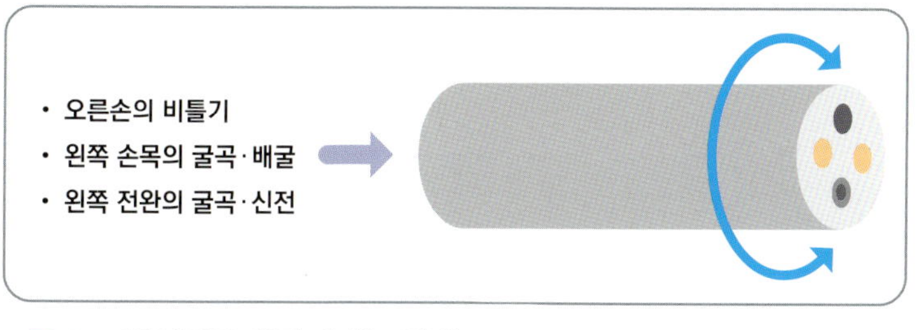

그림 3 ● **내시경을 회전시키는 방법**

■ 오른손 비틀기

기본적으로 오른손을 비트는 동작은 사용하지 않는다(그림 4). 오른손을 비틀어서 시야를 확보한 경우, 오른손을 뗄 수 없게 되어 생검 겸자 등을 자신의 오른손으로 조절할 수 없게 되기 때문이다(그림 5).

왼손만으로 내시경을 안정적으로 조절할 수 있는 습관을 반드시 익히도록 한다.

다만, 대장 삽입 시 등에서는 유용한 술기이다.

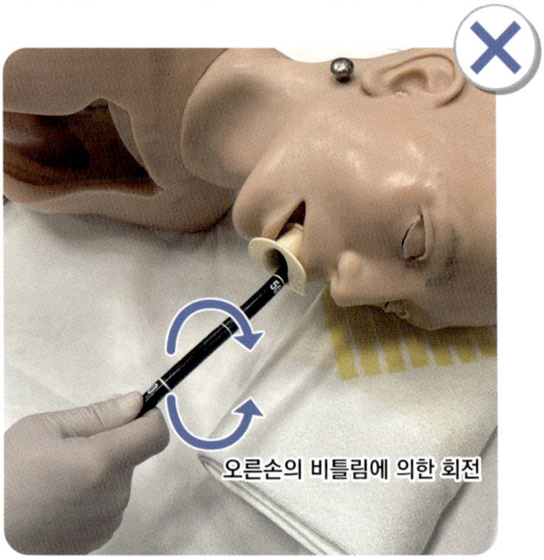

그림 4 ● 오른손에 의한 내시경의 회전

Ⓐ 오른손으로 내시경을 회전하여 목표 부위를 시야에 넣어도……

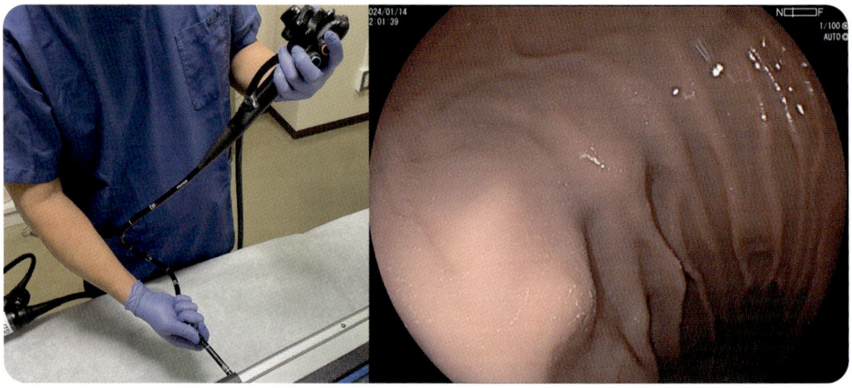

Ⓑ 오른손을 뗀 순간, 원래의 시야로 돌아가 버린다! = 오른손을 뗄 수 없다!

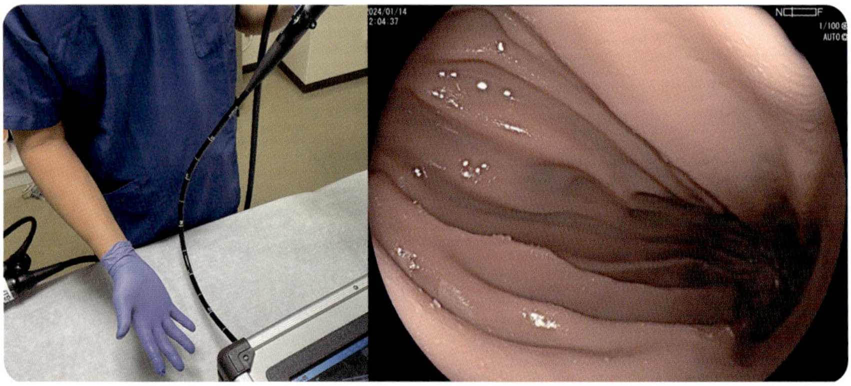

그림 5 ● 오른손에 의한 회전의 문제점

■ 왼쪽 손목의 굴곡·배굴

왼쪽 손목을 굴곡·배굴시키는 것으로 내시경을 회전시킬 수 있다(그림 6). 내시경을 작게 회전시킬 수 있기 때문에, **생검·지혈 등에서 디바이스를 사용할 때 [목표 부위 위치의 미세 조정]**에는 왼쪽 손목을 이용한 회전이 유용하다. 반전 조작에서는 손목을 굴곡시키는 것으로 후벽 측으로, 배굴시키는 것으로 전벽 측으로 내시경을 회전시킬 수 있다.

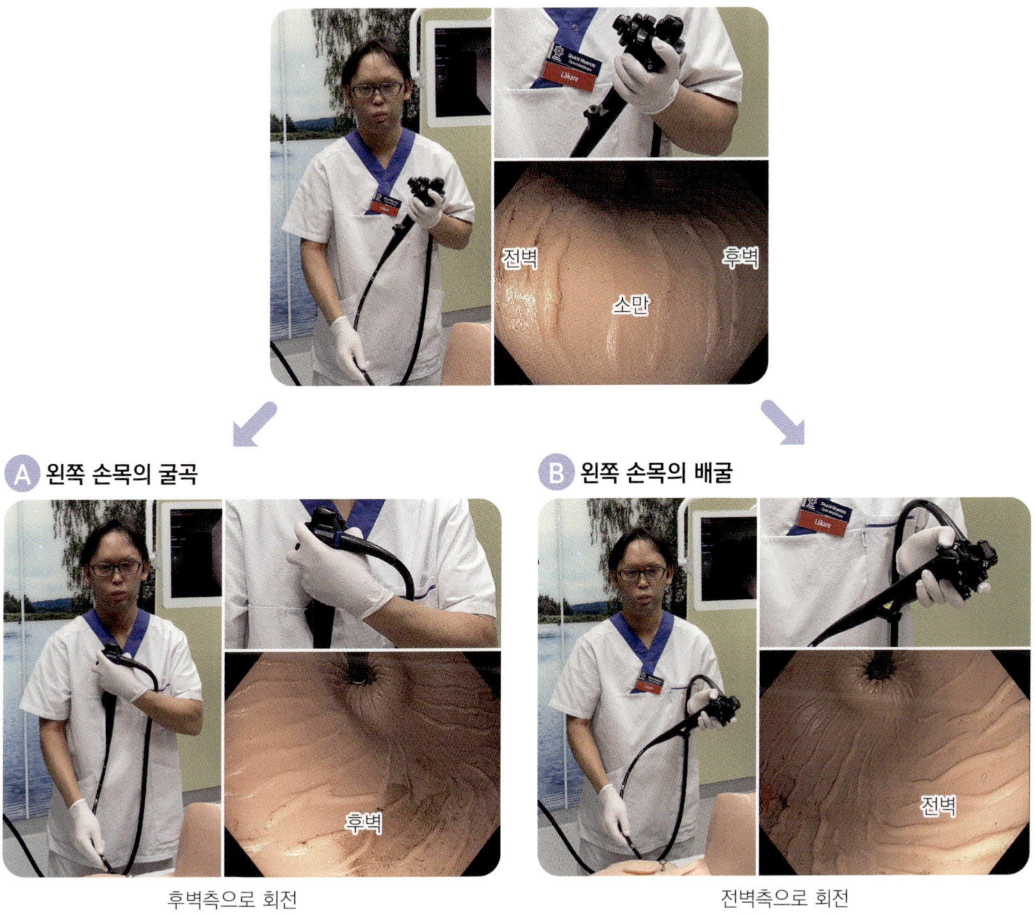

그림 6 ● 왼쪽 손목에 의한 내시경의 회전

■ 왼쪽 전완의 굴곡·신전

왼쪽 전완의 굴곡과 신전에 의해 크게 내시경을 회전시킬 수 있다(그림 7). **용종 등 목표 부위의 위치를 크게 변경하고 싶을 때나 관강의 진행 방향을 변경하고 싶을 때** 유용할 뿐만 아니라, **상부 소화관 내시경 검사에서 위 내 통과 시**(→p.64~66)에도 이 기술을 사용하므로 확실히 익히도록 한다.

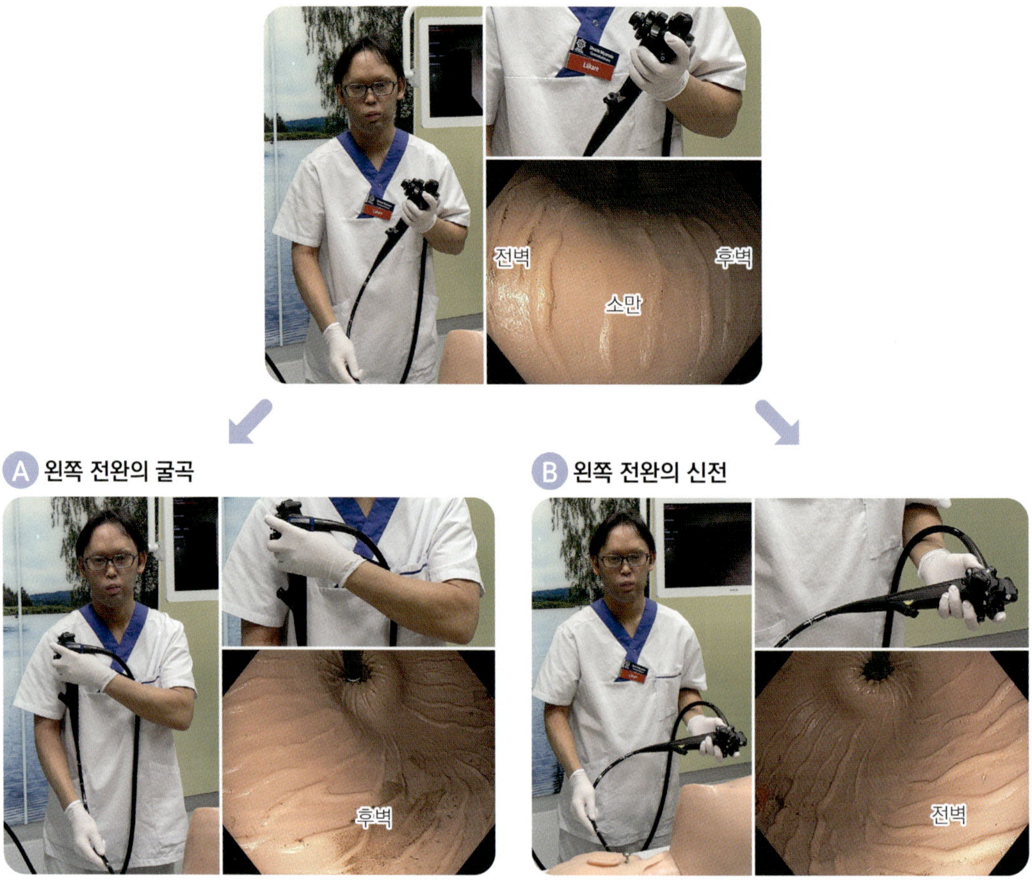

후벽측으로 회전

전벽측으로 회전

그림 7 ● 왼쪽 전완에 의한 내시경의 회전

■ 왼쪽 손목과 왼쪽 전완의 조합

왼쪽 손목 또는 왼쪽 전완의 동작만으로 내시경의 회전이 부족한 경우, 두 가지 동작을 함께 사용한다(그림 8). 왼쪽 전완을 오른쪽 어깨까지 굴곡시키고, 추가로 왼쪽 손목을 굴곡시킨다. 신전시키는 경우도 마찬가지이다. 이러한 조합을 통해 간단하게 360° 회전시킬 수 있다.

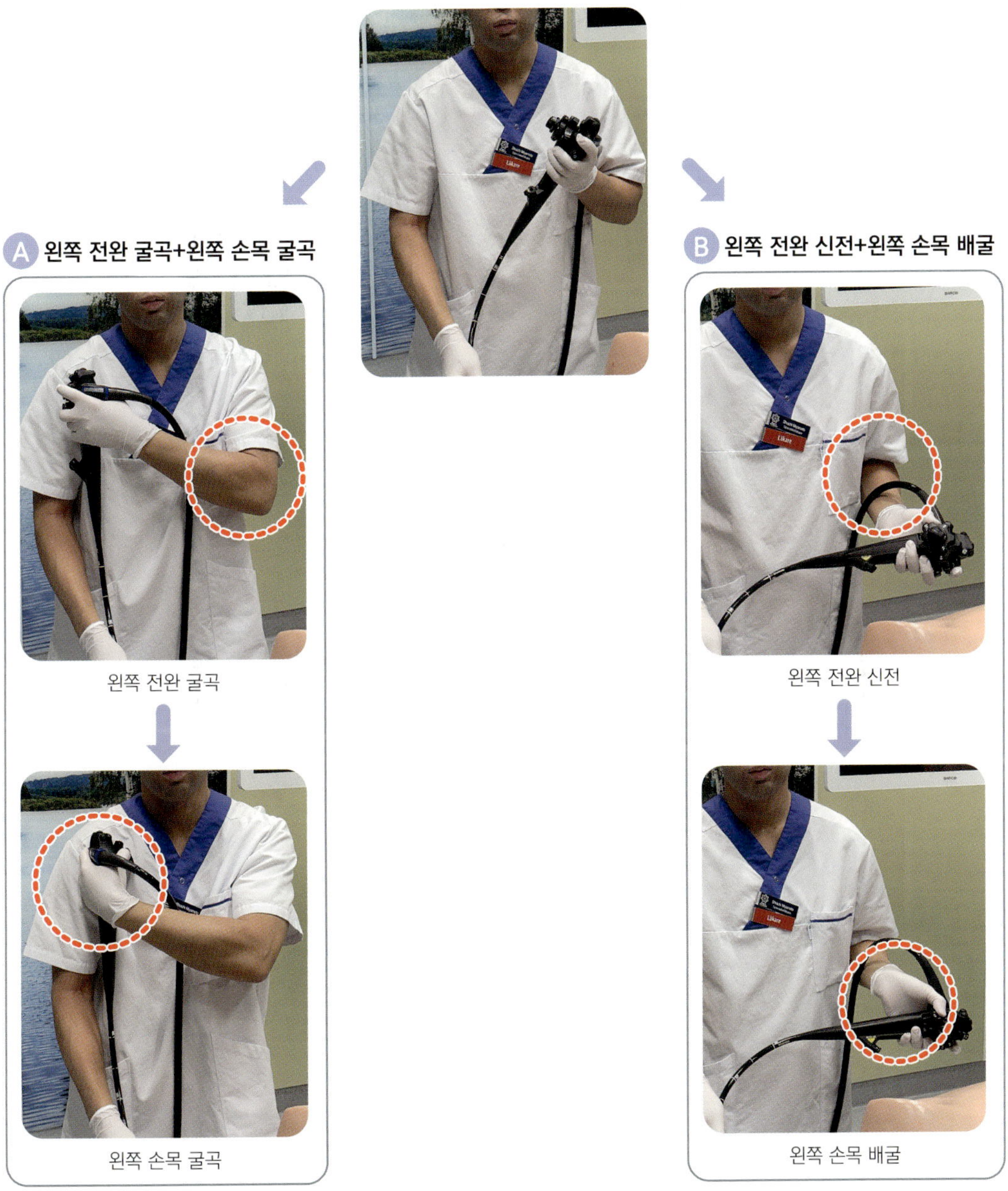

그림 8 ● 조합에 의한 내시경 회전

4 상하좌우 앵글 동작

내시경의 선단을 상하좌우로 구부리기 위해서는 앵글 knob를 사용한다.

- **상하 앵글 knob:** 큰 앵글 knob가 상하 앵글 knob이다. 반시계 방향으로 회전하면 내시경 선단이 위쪽 방향을, 시계 방향으로 회전하면 아래쪽 방향을 향한다.
- **좌우 앵글 knob:** 작은 앵글 knob가 좌우 앵글 knob이다. 반시계 방향으로 회전하면 내시경 선단이 왼쪽 방향을, 시계 방향으로 회전하면 오른쪽 방향을 향한다.

요령

앵글 knob는 기본적으로 왼손 하나로 조작한다. 상하 앵글 knob에는 엄지손가락의 제1관절을 사용하며, 좌우 앵글 knob에는 엄지손가락 끝부분을 사용한다(그림 9A). 이러한 손가락 사용법을 기본으로 하면, 좌우 앵글 knob도 엄지손가락으로 사용할 수 있다.

상하 앵글 knob의 오목한 부분에 손가락을 놓으면 엄지손가락의 움직임에 불필요한 동작이 발생하므로, 엄지손가락의 제1관절을 상하 앵글 knob의 돌기 부분 위에 놓고 조절한다(그림 9B).

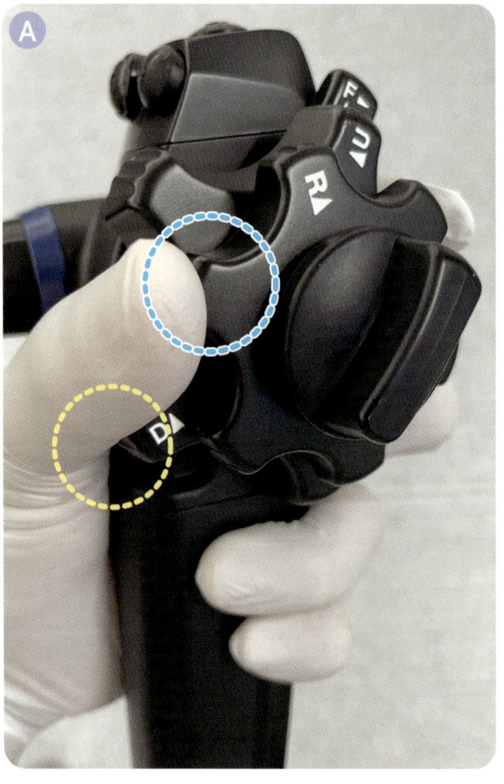

B 상하 앵글 knob에 엄지손가락을 놓는 방법

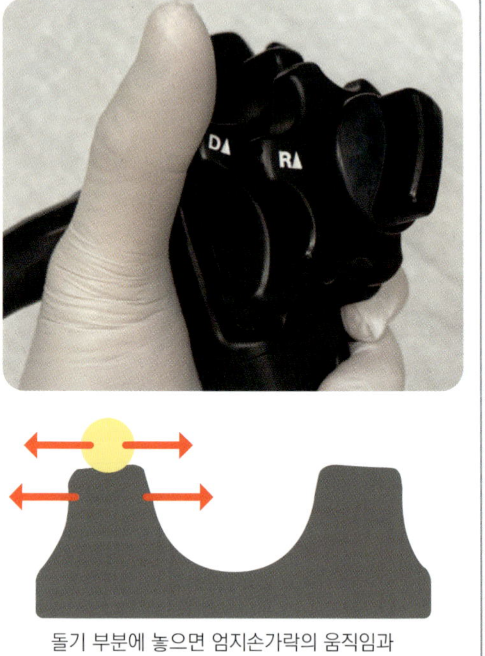

돌기 부분에 놓으면 엄지손가락의 움직임과 동일한 폭으로 앵글이 움직인다.

그림 9 ● 앵글 knob에서 손가락 사용법

(노란 점선): 엄지손가락의 제1관절은 상하 앵글 knob

(파란 점선): 엄지손가락의 끝 부분은 좌우 앵글 knob

중지 또는 약지로 상하 앵글 knob를 고정하면(그림 10) 엄지손가락을 상하 앵글에서 떼어도 화면이 고정된다. 그 결과 자유로워진 엄지손가락으로 좌우 앵글 knob나 영상 촬영 버튼 등을 조작할 수 있어 화면을 고정한 상태에서 다른 동작을 수행하는 것이 가능해진다(그림 11). 상하 앵글 knob와 좌우 앵글 knob를 동시에 사용하는 것은 필수적인 기술이므로 반드시 익히도록 한다.

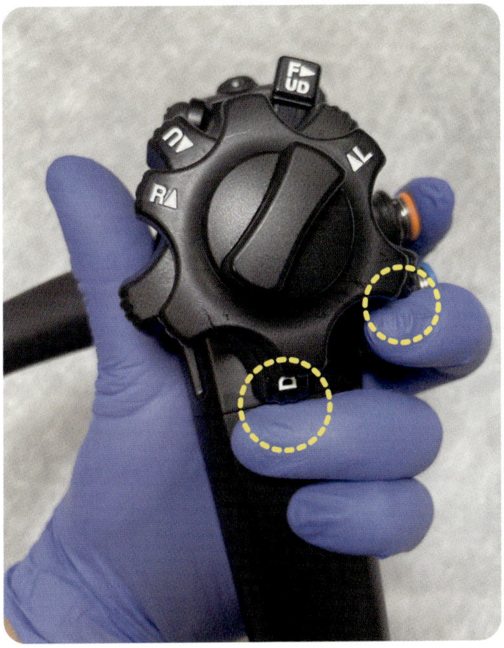

그림 10 ● 중지·약지로 상하 앵글 knob 고정

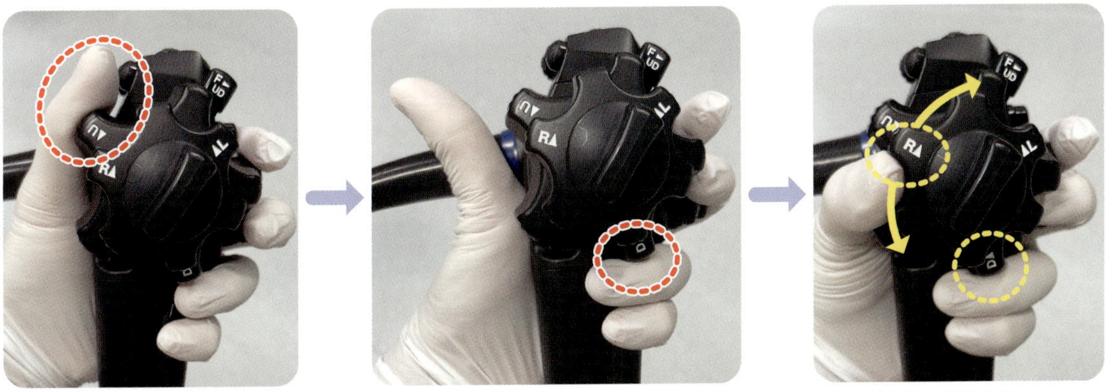

엄지손가락으로 상하 앵글을 건다.

중지나 약지로 상하 앵글을 고정.
엄지손가락을 상하 앵글에서 뗄 수 있다.

상하 앵글을 고정하면서,
좌우 앵글을 사용한다.

그림 11 ● 상하·좌우 앵글 동시 사용 방법

Pitfall 오른손으로 좌우 앵글 knob를 조절하는 습관은 절대 들이지 않도록 한다(그림 12). 오른손은 디바이스 조작이나 내시경 조작에 사용한다.

또한, 앵글 knob에는 각각 잠금 기능이 장착되어 있다(그림 13). 하지만 중지나 약지로 상하 앵글 knob를 고정할 수 있으며, 잠금 기능을 사용하면 내시경을 신속하게 조절할 수 없게 되므로 보통은 잠금하지 않는다. 좌우 앵글 knob에 대해서는 좌우 조정이 필요하지 않은 상황에서만 유용할 수 있다.

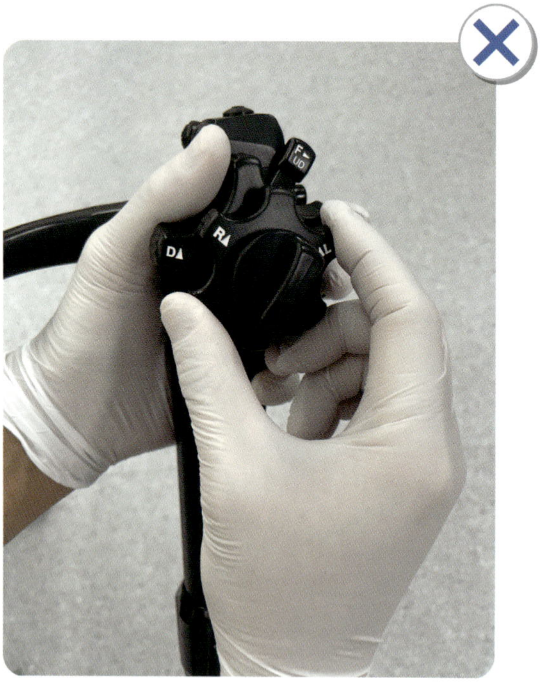

그림 12 ● 오른손으로 좌우 앵글 knob 조절

오른손은 디바이스 조작이나 내시경 조작에 사용하므로, 오른손으로 조작하는 습관은 들이지 않도록 한다.

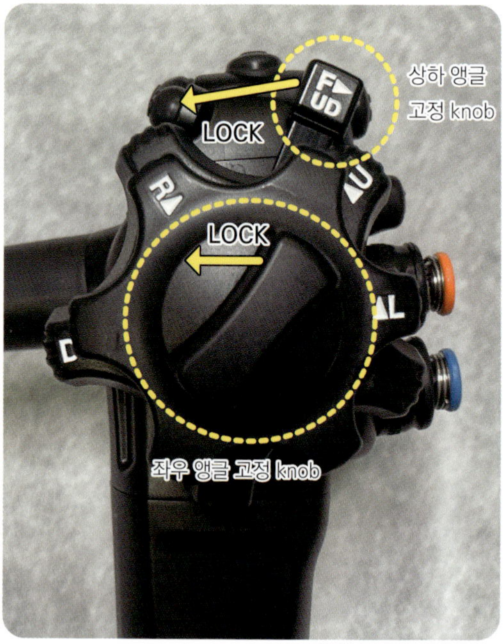

그림 13 ● 앵글 knob 잠금

원활한 앵글 조작이 불가능해지므로, 기본적으로 앵글 knob는 고정하지 않는다.

또한, 좌우 앵글 knob에 엄지손가락이 닿지 않는 경우에는 왼손으로 내시경 잡는 법을 확인하도록 한다.

요령

내시경과 손바닥 사이에 틈이 생기지 않도록 내시경을 더욱 단단히 잡는다. 왼손을 약간 배굴시키면 좌우 앵글 knob에 엄지손가락 끝이 닿게 된다(**그림 14**). 엄지손가락의 제1관절을 상하 앵글 knob의 돌기 부분에 놓으려고 하면 자연스럽게 이 상태가 된다.

그럼에도 닿지 않는 경우에는 내시경의 종류에 따라 추가적인 앵글 knob attachment를 사용할 수 있다(**그림 15**).

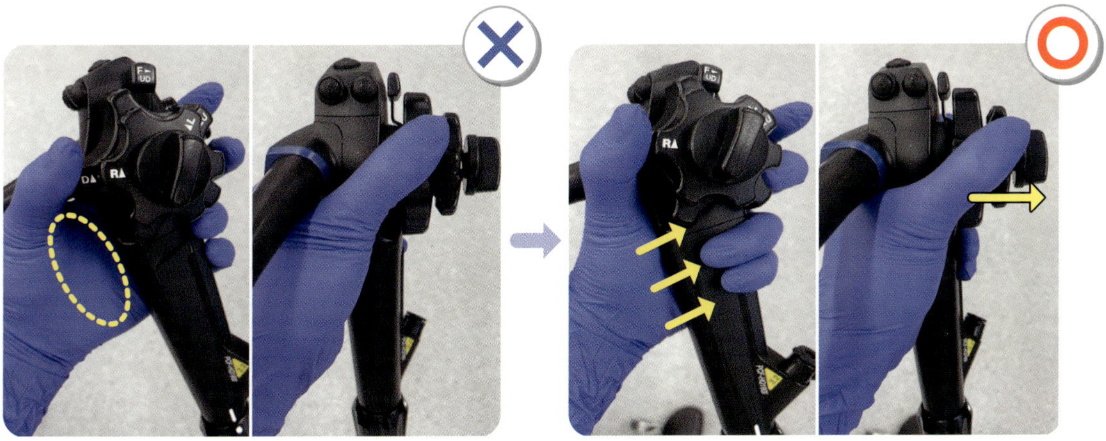

그림 14 ● 좌우 앵글에 손가락이 닿게 잡는 방법

내시경과 손바닥 사이에 틈이 생기지 않도록 단단히 잡고, 왼손을 약간 배굴시킨다.

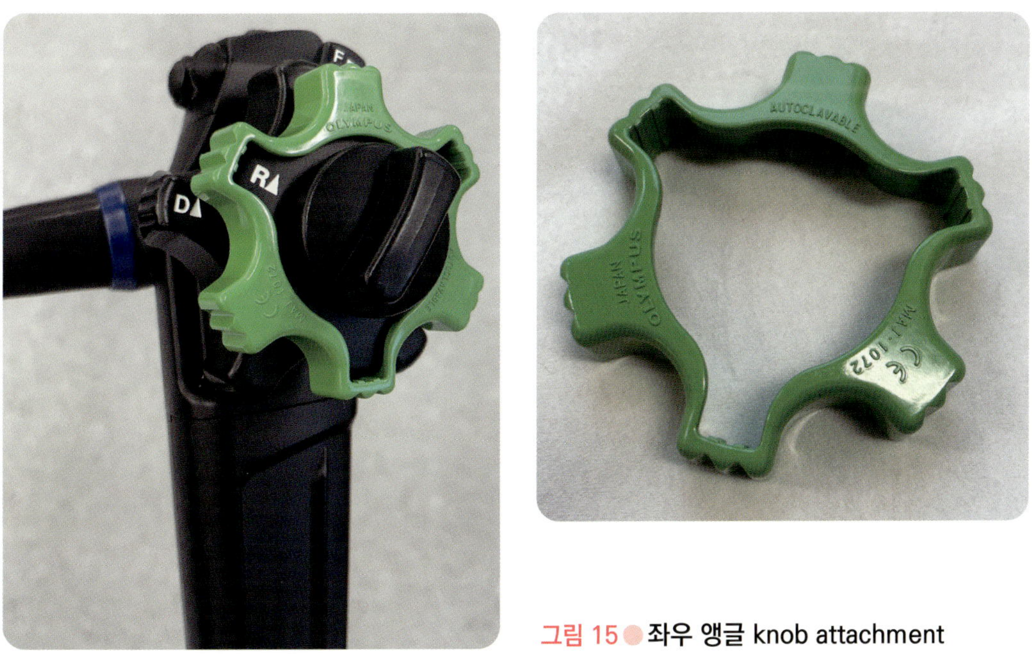

그림 15 ● 좌우 앵글 knob attachment

5 C자 곡선

■ C자 곡선이란?

왼손과 입 사이의 내시경 형태를 **"C자 곡선"**으로 만들면(그림 16), **왼팔이나 왼쪽 손목의 움직임이 내시경 선단에 전달되어(토크) 효율적으로 내시경을 회전**시킬 수 있다(그림 17). **C자 곡선은 내시경을 회전시키는 데 있어 가장 중요한 포인트**가 된다.

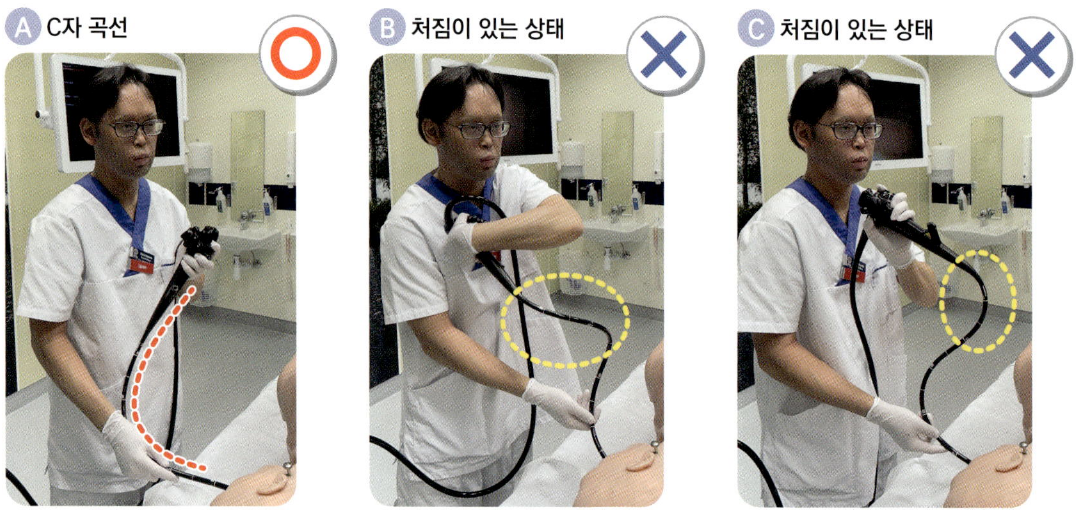

그림 16 ● C자 곡선

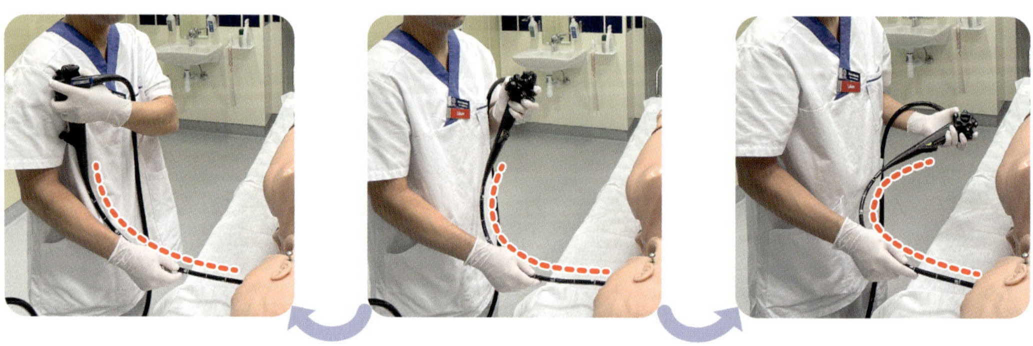

그림 17 ● C자 곡선을 유지한 상태에서 내시경 회전

"C자 곡선"을 유지할 수 있는 경우에는 작은 팔의 움직임으로 내시경을 효율적으로 회전시킬 수 있다.

Pitfall

"C자 곡선"을 유지할 수 없는 상태

왼손과 입 사이가 "C자 곡선"이 되어 있지 않은 경우에는 왼팔이나 손목의 움직임이 내시경 선단에 전달되지 않아 크게 움직여도 내시경 화면이 변하지 않는다(그림 18).

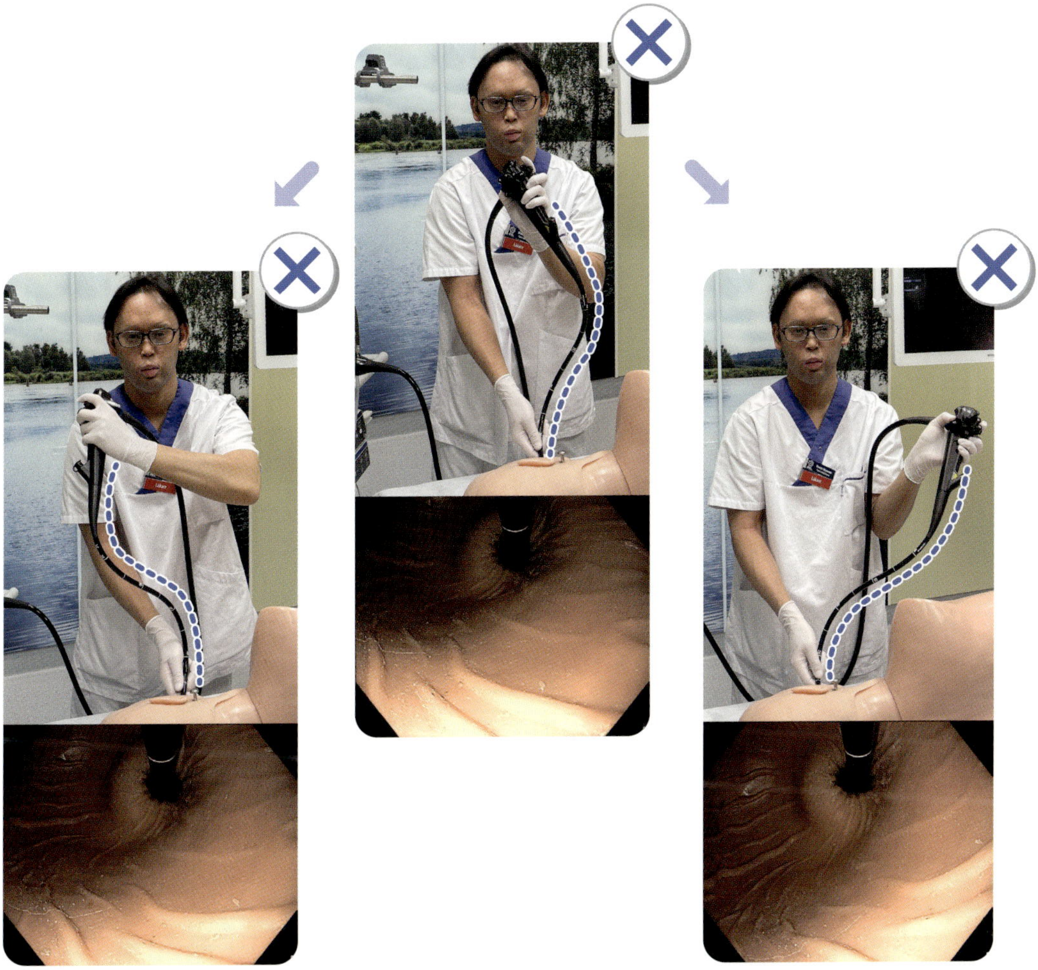

그림 18● C자 곡선을 유지하지 못한 상태에서의 내시경 회전
움직임이 내시경에 전달되지 않아 화면도 변화하지 않는다.

■ 어떻게 C자 곡선을 유지할까?

검사대의 높이를 조정하여 내시경이 수평이 되면 오른손과 입 사이의 내시경의 처짐이 해소된다. 이것이 C자 곡선을 유지하기 위한 첫 단계이다(그림 19). 또한 **기본 자세**(→ **제1장-3, p.24**)와 **왼쪽 손목의 형태**에도 주의해야 한다.

요령

손목을 위쪽으로 굴곡(요굴)하면 루프가 형성되어 "C자 곡선"이 소실되고 "S자 곡선"이 되어 버린다. 따라서 왼쪽 손목은 항상 "중립(neutral)" 또는 "아래 방향으로 굴곡(척굴)"시켜야 한다(그림 20). 항상 손목에 주의하여 "C자 곡선"을 유지하도록 한다.

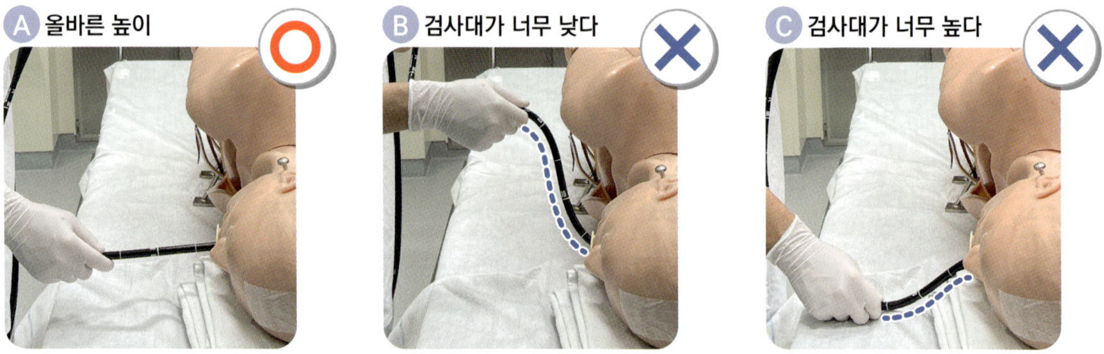

그림 19 ● **검사대 높이 조정(C자 곡선의 유지)**

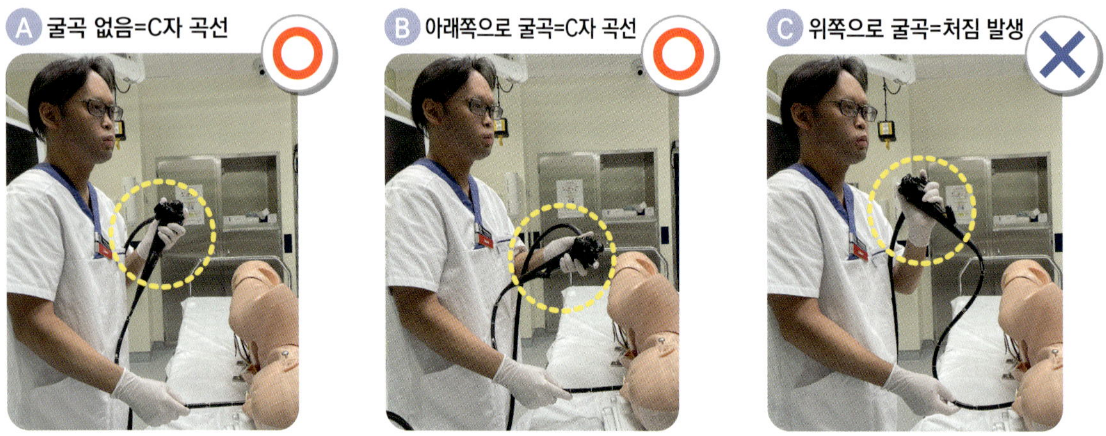

그림 20 ● **왼쪽 손목에 주의(C자 곡선의 유지)**

또한 위에서 내시경의 형태를 보면 "C자 곡선"을 유지할 수 있는지가 한눈에 분명하게 보인다(그림 21). 자주 확인하도록 한다.

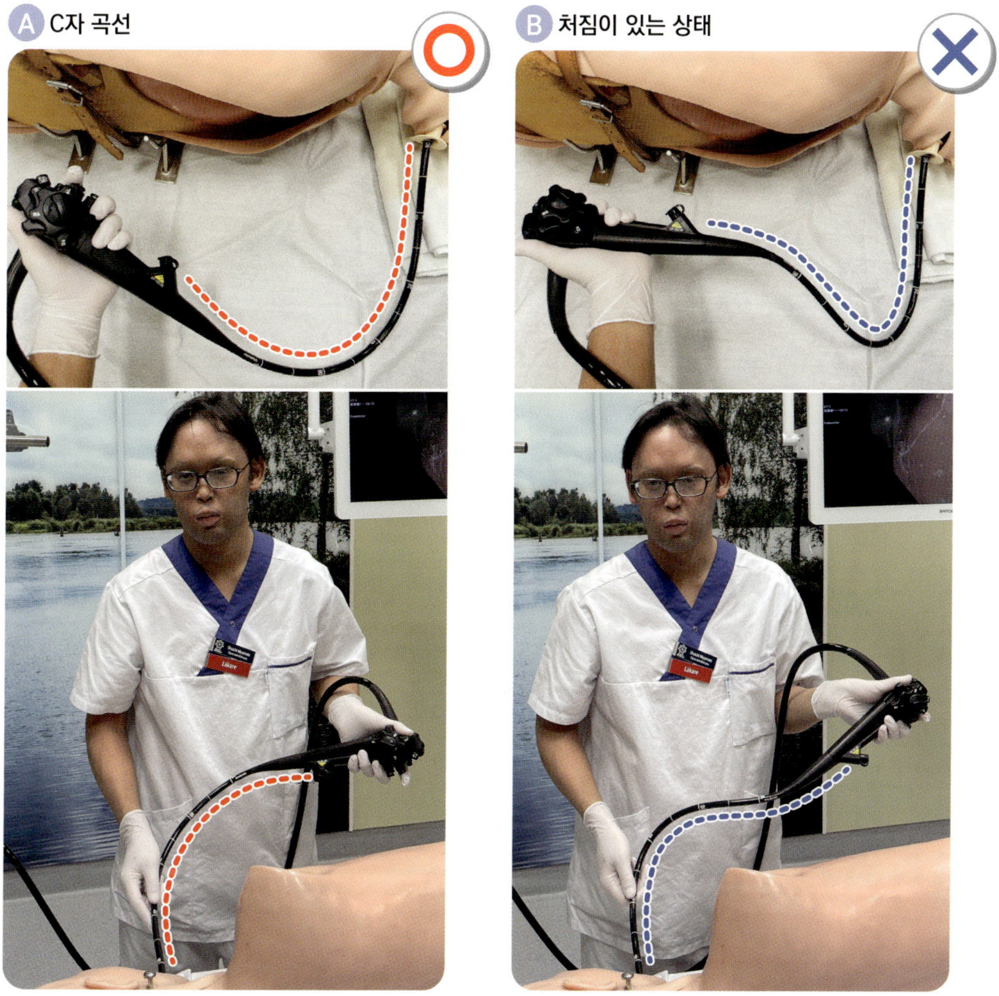

그림 21 ● 위에서 본 내시경의 형태

6 서 있는 위치 조정

내시경을 할 때 어디에 서 있는지도 내시경의 원활한 조절을 위한 중요한 요소이다. **자신의 몸 중심이 피검자의 입과 동일선상**에 가까울수록 좌우 동일한 크기의 팔의 움직임 범위를 이용하여 내시경을 좌우로 회전시킬 수 있다(그림 22, 23).

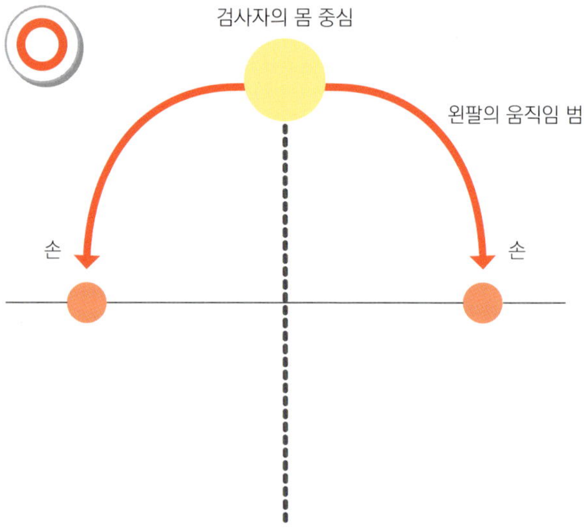

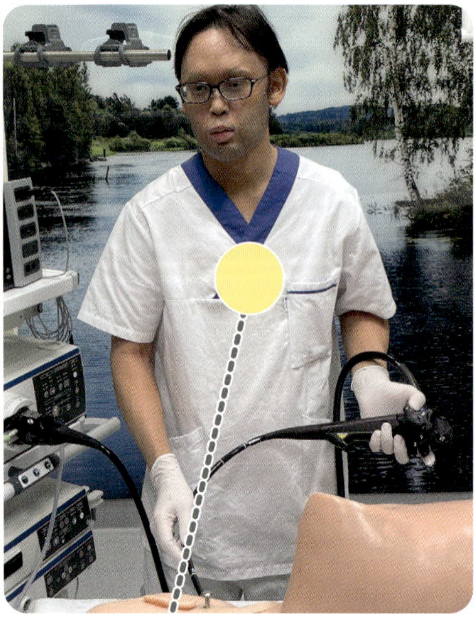

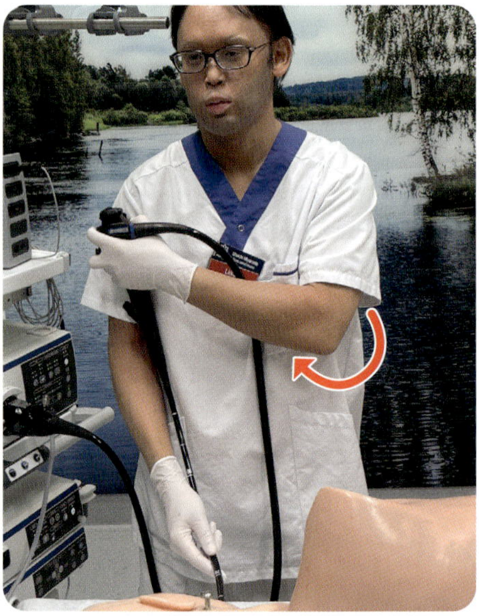

그림 22 ● 이상적인 왼팔의 움직임 범위

좌우 동일한 최소한의 팔 움직임 범위로 내시경을 좌우로 회전할 수 있다.

Pitfall 실제로 왼손과 피검자의 입 사이의 거리는 내시경 삽입 거리에 따라 수시로 변화한다. 또한 오른손으로 내시경을 지탱해야 하므로 입에서 약간 발 쪽으로 서는 경우가 많으므로, 그만큼 왼팔을 오른쪽으로 돌릴 때는 약간 더 크게 돌려야 한다. 반드시 C자 곡선을 유지하면서 팔을 회전시킨다.

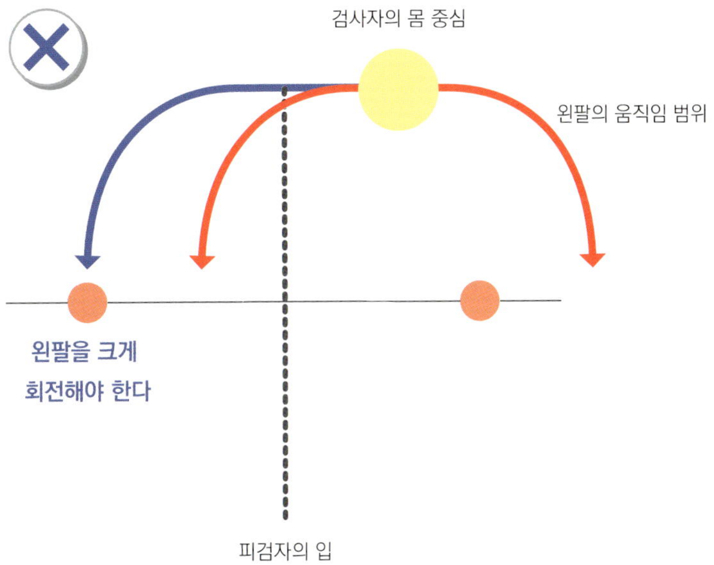

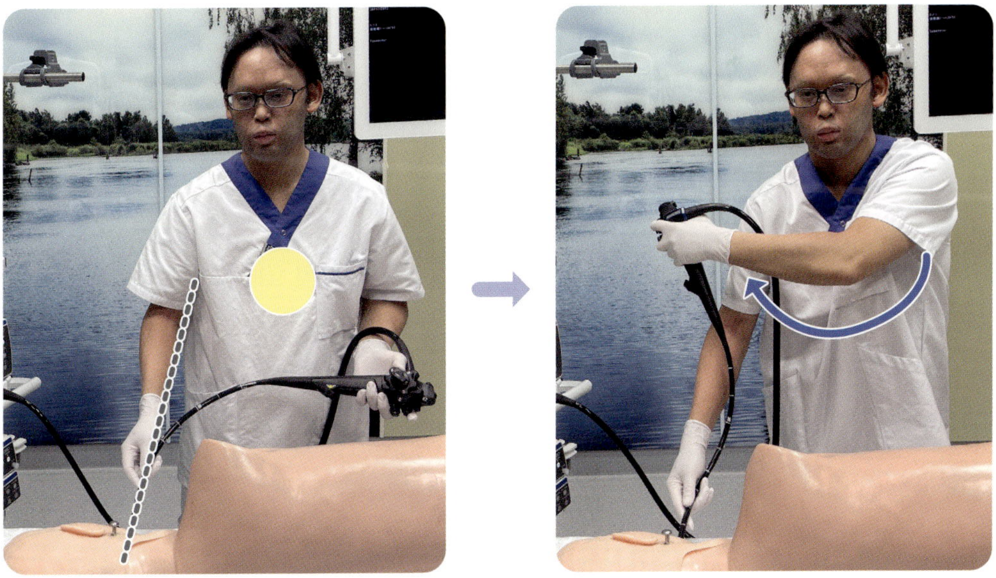

그림 23 ● 서 있는 위치에 따른 왼팔의 움직임 범위 변화

서 있는 위치가 입보다 발 쪽으로 갈수록 오른쪽으로 회전할 때 더 큰 팔의 움직임이 필요하게 된다.

5 혼자서 디바이스를 조절하기

movie 3

Point

- 혼자서 내시경 디바이스를 조절할 수 있도록 한다.
- 오른손을 뗄 수 없을 때 유용한 두 가지 기술을 익히도록 한다.

1 오른손을 뗄 수 있는 상황에서의 조작

내시경 검사·치료에서는 생검 겸자나 올가미 등의 디바이스를 1 mm 단위로 정확하게 넣고 빼는 것이 필요하다. 그러나 보조자와 완벽하게 일치하기는 불가능하므로, 모든 것을 스스로 조절해야 한다(그림 1). **오른손을 내시경에서 뗀 상태에서도 내시경 화면을 유지할 수 있는 경우에는 오른손을 사용하여 디바이스를 조절**한다.

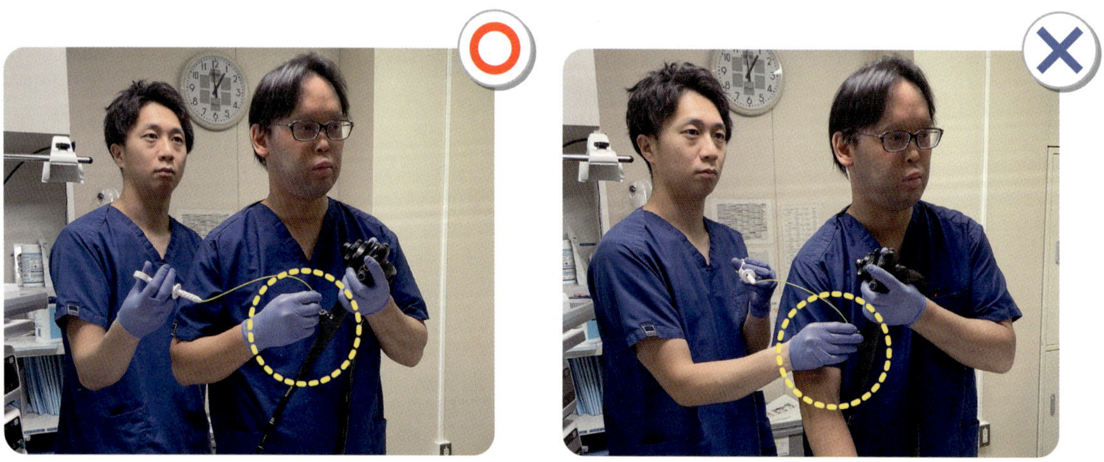

스스로 생검 겸자를 조절하고 있다.

보조자가 생검 겸자를 조절해 주는 상태

그림 1 ● 오른손을 뗄 수 있는 상황에서의 조작

2 오른손을 떼기 어려운 상황에서의 조작

그러나 내시경에서 오른손을 떼는 것이 어려운 상황도 있다. 이러한 경우에는 다음의 두 가지 방법이 유용하다. 두 가지 방법 모두, 사전에 오른손으로 디바이스를 내시경 선단 근처까지 삽입해 둔다.

- **오른손 방법:** 왼팔을 뻗어 겸자구를 오른손에 가까이 가져감으로써 오른손의 중지와 약지로 내시경을 잡은 상태에서 엄지와 검지로 디바이스를 조절하는 방법(그림 2)
- **왼손 방법:** 왼손을 조작부에서 떼고 겸자구 근처를 잡아 왼손 검지와 왼손 중지로 디바이스를 조절하는 방법(그림 3)

오른손 방법도 유용하지만 왼팔을 뻗어야 하므로 왼팔에 부담이 가며, 장시간 처치에는 적합하지 않다.

필자는 왼팔의 부담이 적은 왼손 방법을 주로 사용하지만, 왼손 방법을 사용할 경우 내시경 조작부에서 왼손을 떼더라도 내시경이 안정된 상태를 유지할 수 있어야 한다.

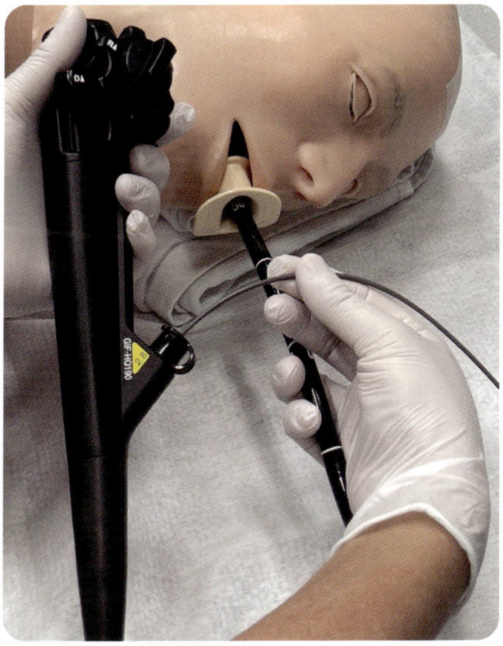

그림 2 ● 오른손 방법

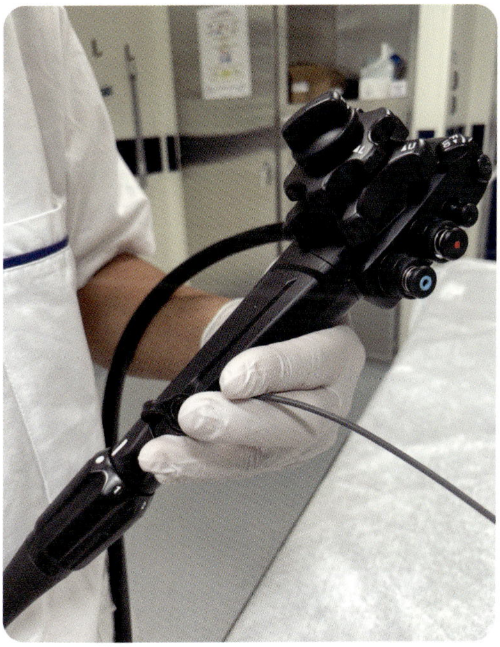

그림 3 ● 왼손 방법

요령

왼손 방법으로 내시경을 안정시키는 요령

한 발 앞으로 나아가 서서 왼쪽 손목을 전하방으로 굴곡시켜 내시경을 자신의 배에 기대어 지탱하고(**그림 4A**), universal code는 왼쪽 전완 안쪽에 놓는다(**그림 4B**). 이처럼 지지하는 부분을 늘리면 왼손이 조작부에서 떨어져도 내시경을 유지할 수 있으며, 왼손 검지와 중지로 디바이스를 조작할 수 있게 된다.

왼손 방법을 사용할 때뿐만 아니라, 내시경을 특히 안정적으로 유지해야 할 때도 복부를 이용한 지지를 이용해 보도록 한다. 디바이스를 겸자구에 삽입할 때도 내시경 화면의 흔들림을 줄일 수 있어 유용하다.

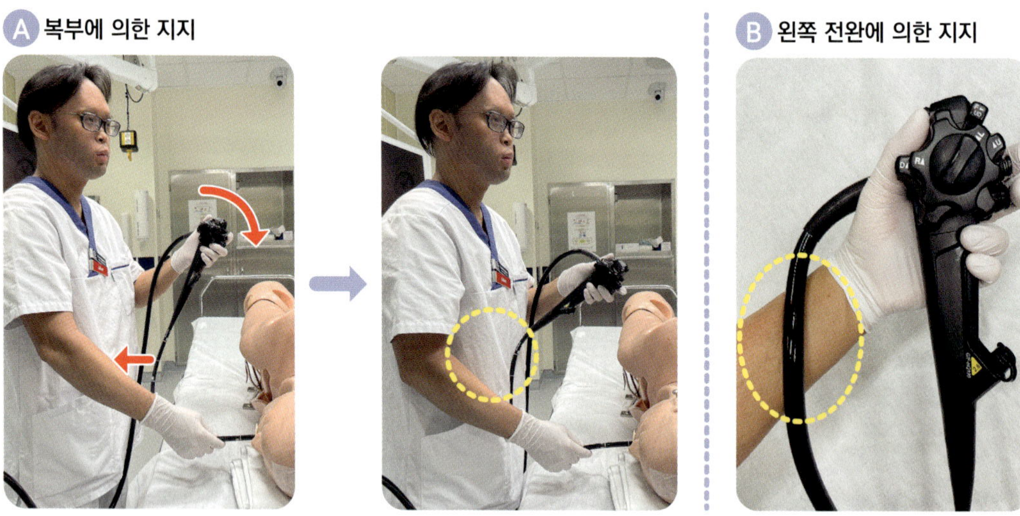

왼쪽 손목을 전하방으로 굴곡시키면 내시경이 복부에 고정된다.

그림 4 ● 두 군데에서의 지지

6 훈련

movie 4

Point

- 세 가지 훈련을 통해 기본 동작을 모두 학습한다.
- 각 훈련의 목적을 의식하면서 연습한다.

1 시작 시에는

상부 소화관 내시경 검사는 진정 하에서도 침습이 큰 검사이다. 환자에게 시행하기 전에 반드시 연습용 모형을 사용하여 연습을 시행한다. 점수 평가 기능이나 교육 모드가 포함된 시뮬레이터도 개발되어 있어 더욱 양질의 연습이 가능하다(그림 1).

A 점수 평가 기능

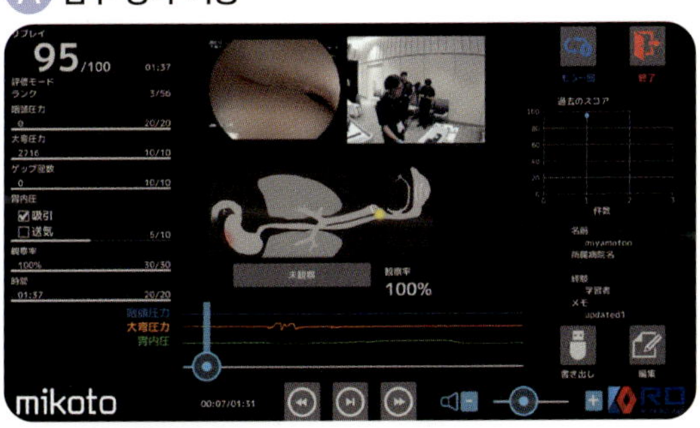

B 교육 모드

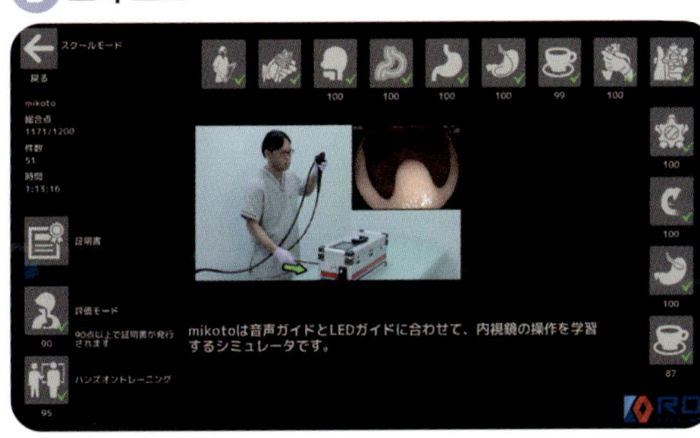

C

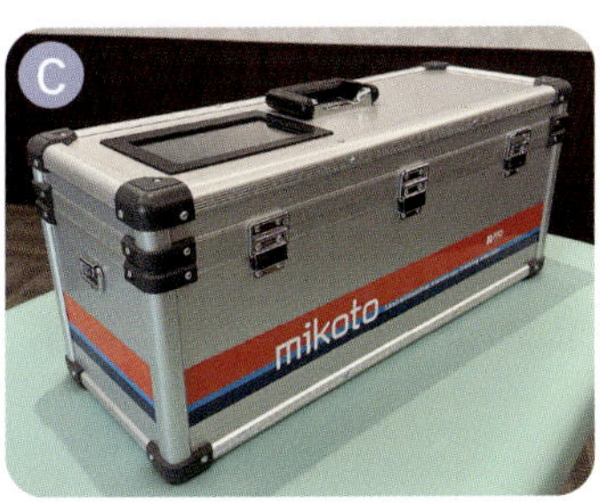

그림 1 ● 상부 소화관 내시경용 시뮬레이터
필자가 공동 개발한 mikoto 상부 소화관 내시경 모델(주식회사 R0)

또한 이 섹션에서 소개하는 세 가지 훈련으로, 내시경의 세 가지 동작 **"전후·회전·상하좌우 앵글"**을 습득할 수 있다(그림 2).

훈련 1에서는 전후·회전 동작을 배운다. 훈련 2에서는 훈련 1에서 습득한 기술을 복습하면서 앵글 동작을 연습한다. 마지막 훈련 3에서는 훈련 1과 2에서 배운 기술을 동시에 완벽하게 할 수 있는 것을 목적으로 한다.

요령 인두 통과나 십이지장 하행부 도달은 이 세 가지 훈련으로 배운 기술을 이용하면 간단하게 할 수 있다. 우선 이 훈련 세 가지를 완벽하게 할 수 있을 때까지 이 책에 포함된 영상을 보면서 반복해서 연습하고, 그 다음 코스에 따라 연습한다.

훈련 1: 위 내 반전 조작 연습

전후 회전 동작 연습

Point :

- C자 곡선을 항상 유지하는지 확인하면서 연습한다.
- 영상을 촬영할 때마다 내시경 화면이 움직이지 않도록 한다.
- 반전 조작의 감각에 익숙해진다.

훈련 2: 위 내 직시 하 조작 연습

상하좌우 앵글 동작 연습

Point :

- 대만 주름을 항상 12시에서 6시 방향으로 유지하면서 연습한다.
- 앵글 조작 중에 내시경 화면이 움직이지 않을 때까지 연습한다.

훈련 3: 식도 내에서의 연습

각 동작의 복합 연습

Point :

- 오른손의 비틀기는 사용하지 않는다.
- 화면의 중심을 유지한다.

그림 2 ● **훈련 메뉴**

2 훈련 1: 위 내 반전 조작 연습

훈련 1에서는 내시경 조작의 세 가지 중 두 가지인 **'전후 동작'**과 **'회전 동작'**을 연습한다. 반전 조작으로 연습함으로써 반전에서의 전후 동작에 익숙해지고, 또한 상하 앵글 knob의 고정 방법도 연습할 수 있다.

내시경을 전정부까지 삽입한 후에 위 앵글을 최대로 한 상태에서 내시경을 당겨 위 체부의 반전상을 얻는다. 이어서 내시경을 당겨 분문부 전벽에 도달하면 훈련을 시작한다.

■ 훈련 1-a: 왼쪽 전완을 이용한 회전 연습

내시경의 회전과 밀고 당기기를 이용하면서 그림 3, 4에 따라 9장의 영상을 촬영한다.

왼쪽 손목은 사용하지 않고 왼쪽 전완의 움직임만으로 내시경을 회전시켜 **전벽측 → 소만측 → 후벽측의 순으로 돌려 가며 각각 위체 상부 → 위체 중부 → 위체 하부 순서로 촬영**한다(그림 3, 4). "C자 곡선"을 반드시 유지하면서 연습하도록 한다.

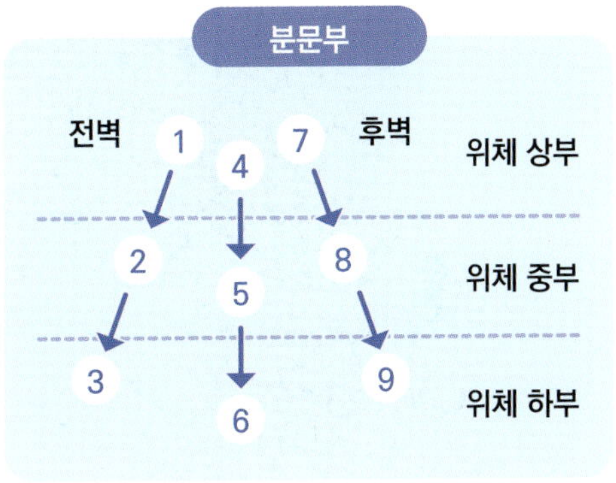

그림 3 ● 촬영 순서

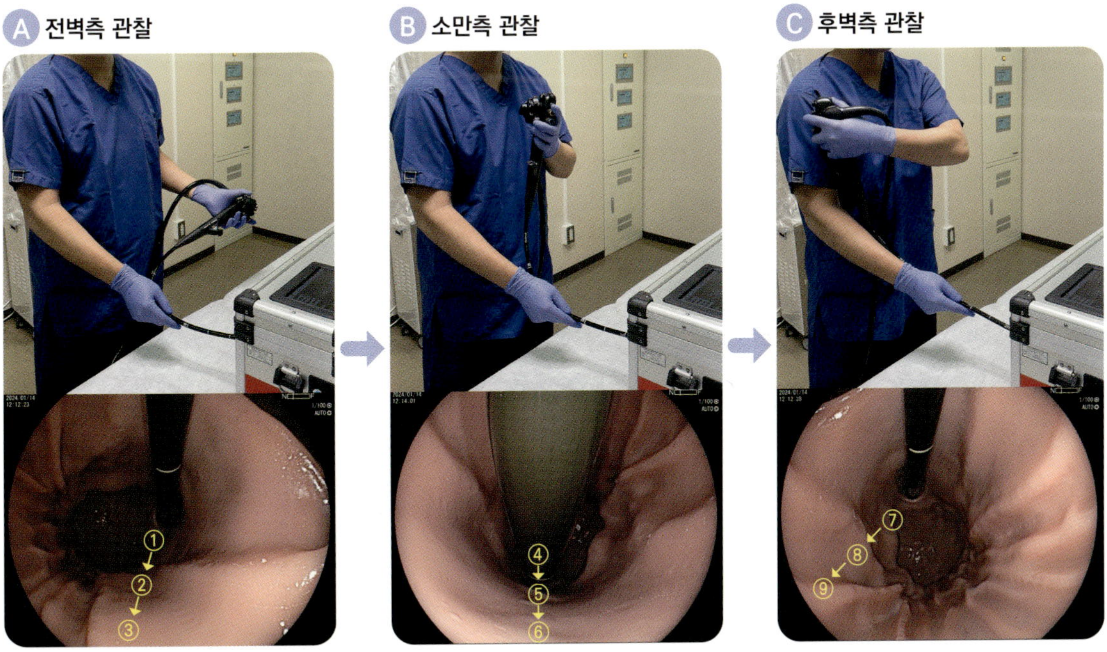

그림 4 ● 촬영의 실제

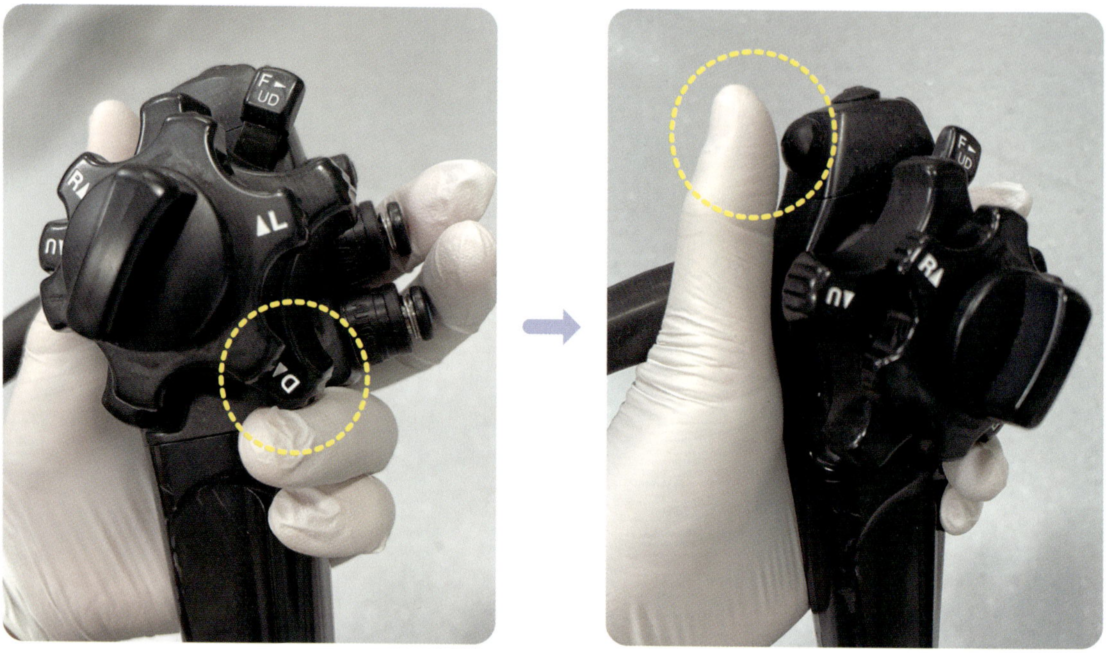

약지 또는 중지를 이용하여 상하 앵글 knob를 고정

자유로워진 엄지손가락을 사용하여 영상을 촬영

그림 5 ● 상하 앵글 knob를 고정시키면서 촬영하는 방법

요령

반전 조작 중에 영상을 촬영할 때는 상하 앵글 knob를 고정해야 한다(**그림 5**). 내시경 영상을 움직이지 않으면서 촬영할 수 있으므로, 중지나 약지를 사용하여 상하 앵글 knob를 고정하는 기술도 꼭 습득하도록 한다.

■ 훈련 1-b: 왼쪽 손목을 이용한 회전 연습

훈련 1-a에서 수행한 9곳의 촬영을 왼쪽 전완 대신 왼쪽 손목의 동작을 이용하여 내시경을 회전시켜 시행한다. 마찬가지로 "C자 곡선"을 유지하는지 확인하면서 연습을 진행한다.

■ 훈련 1-c: 왼쪽 전완과 왼쪽 손목의 조합 연습

팔과 손목의 움직임을 결합하여 내시경을 크게 회전시키는 방법을 익히도록 한다. **먼저, 왼쪽 전완만을 움직여 내시경을 회전**시킨다. **팔의 최대 가동 범위에 도달하면, 손목의 움직임**을 추가한다(그림 6).

Pitfall

팔과 손목의 움직임을 동시에 수행하면 왼쪽 겨드랑이가 벌어지기 쉬워지고, 왼쪽 손목으로 내시경을 크게 감아 버리는 형태가 되어 C자 곡선을 잃게 된다. 따라서 처음에 배운 올바른 자세, 왼쪽 겨드랑이를 조인 상태(→**제1장-3, p.24**)를 항상 유지하도록 한다.

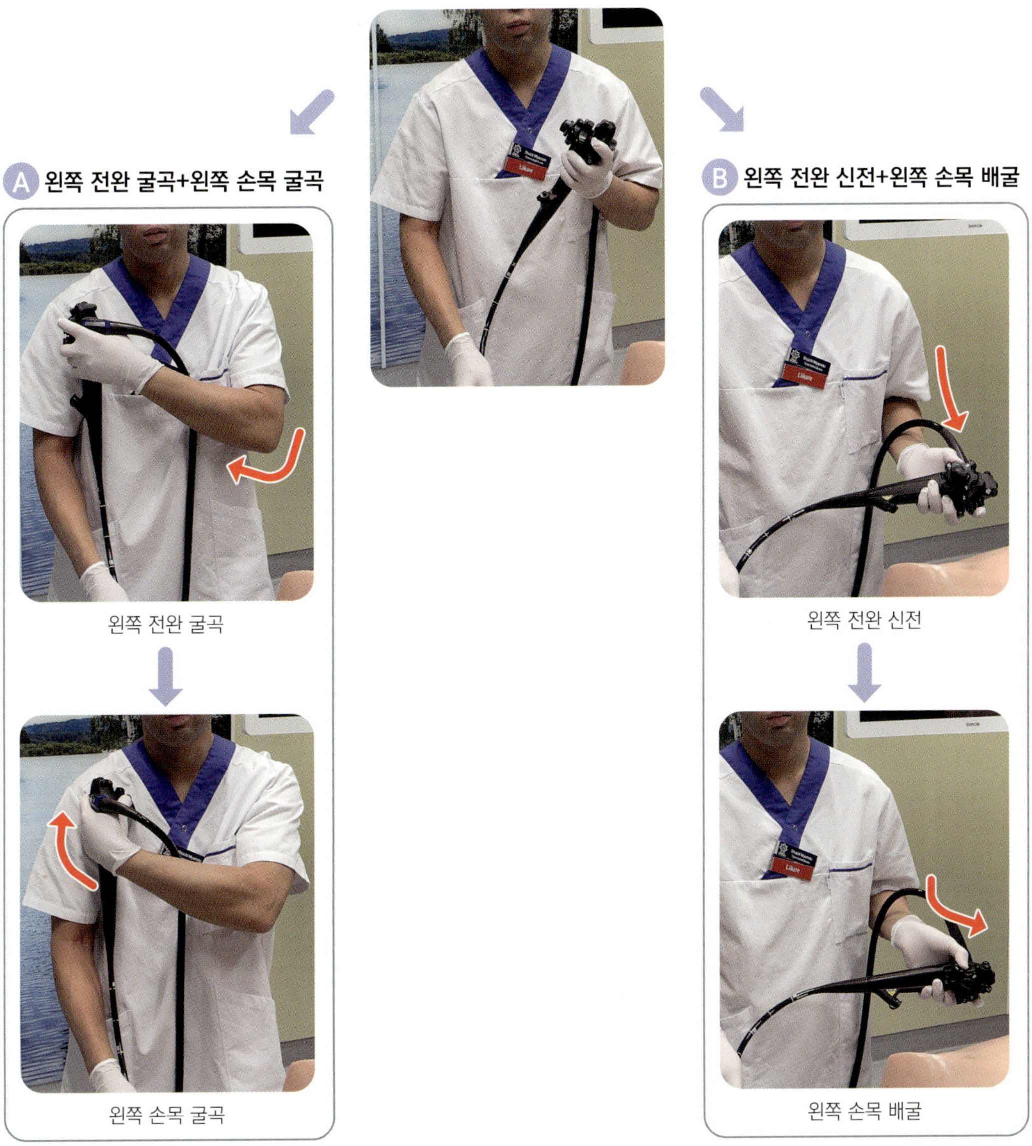

그림 6 ● **왼쪽 손목과 팔의 조합**

③ 훈련 2: 위 내를 직시 하에서 관찰하는 연습

훈련 1에서 내시경 조작의 세 가지 중 두 가지인 '전후 동작'과 '회전 동작'을 마스터하였다. 훈련 2에서는 **나머지 한 가지인 '상하좌우 앵글 동작'을 연습**한다. 위 내를 직시 하에서 관찰할 때에는 축을 맞추면서 관찰하면 상하좌우 앵글 연습을 확실히 할 수 있다.

먼저 내시경을 위체부에 삽입한 후 대만 주름이 화면에서 12시에서 6시 방향이 되도록 내시경을 회전시킨다. 왼쪽 전완을 오른쪽 방향으로 회전(굴곡)시켜 본다. 여기서 바로 훈련 1에서 배운 기술을 사용할 수 있다. 이어서 위체 하부까지 내시경을 진행시키면서 훈련 2를 시작한다.

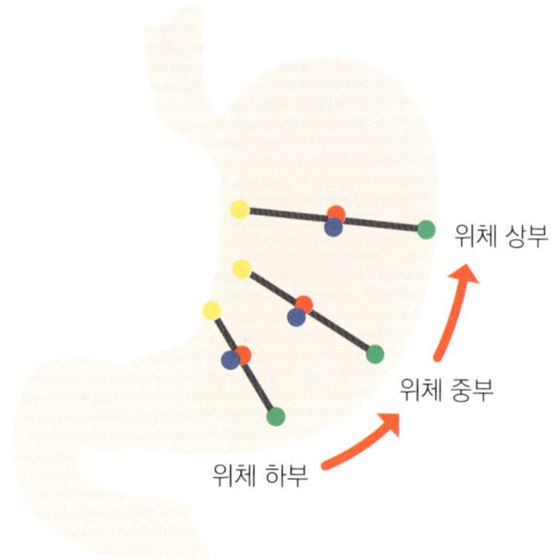

그림 7 ● 훈련 2
각각 네 방향의 영상을 촬영한다.

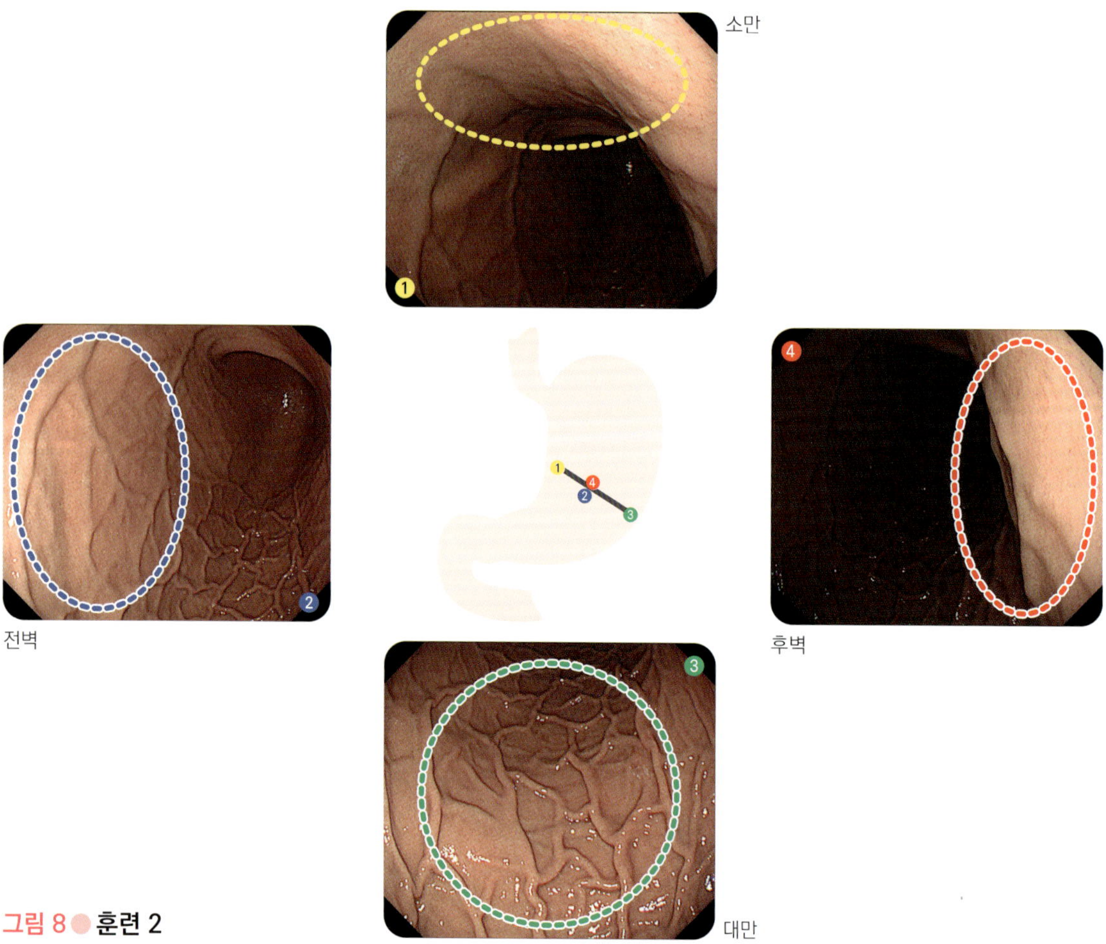

그림 8 ● 훈련 2

그림 7, 8에 표시된 대로 **위체 하부 소만 → 위체 하부 전벽 → 위체 하부 대만 → 위체 하부 후벽으로 네 방향을 촬영**한다. 그 다음 **내시경을 당겨 위체 중부에서 네 방향, 위체 상부에서 네 방향 촬영**한다.

훈련 2에서 중요한 것은 **항상 대만 주름을 12시에서 6시 방향으로 유지하는 것**(이를 "위의 축을 맞춘다"고 한다)이다. 왼쪽 손목을 사용하면서 항상 위의 축을 맞추면, 훈련 1에서 배운 내용을 더욱 정확하게 수행하는 연습도 함께 할 수 있다.

축을 맞추면서 그림 9와 같이 십자(+)를 그리듯이 내시경을 움직여 보도록 한다. 앵글 조작을 더욱 정밀하게 할 수 있게 된다.

요령

상하좌우 앵글의 동시 사용

훈련 2에서는 상하좌우 앵글 knob의 동시 사용이 필요한다. 위 앵글은 약지로 고정, 아래 앵글은 중지로 고정하면 엄지손가락으로 동시에 좌우 앵글도 사용할 수 있다.

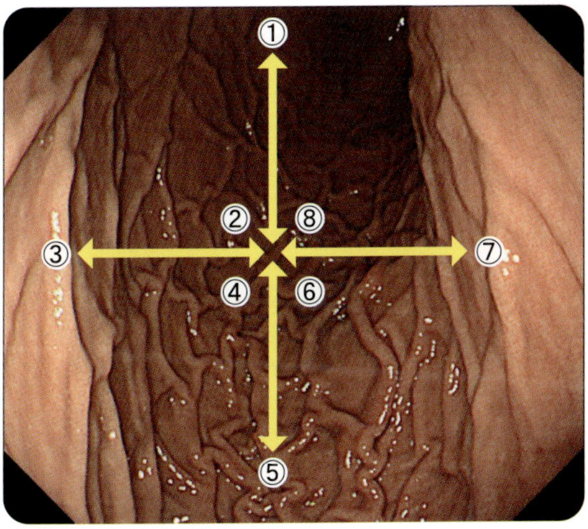

그림 9 ● 위벽 네 방향으로 움직이는 방법

위의 축을 유지한 상태에서 앵글 조작을 사용하여 내시경을 움직인다.

4 훈련 3: 식도 내에서의 복합 연습

훈련 1과 2를 통해 내시경의 세 가지 기본 동작을 습득하였다. 훈련 3에서는 종합하여 연습하도록 한다.

먼저 **내시경을 식도까지 삽입**한다. 그 다음 **내시경 영상 중심에 식도 관강의 중심을 맞추면서 내시경을 360도 회전**시킨다(그림 10). **왼쪽 전완·손목의 회전 동작에 맞추어 상하좌우 앵글 knob를 동시에 사용**하면 식도 관강의 중심을 유지할 수 있다.

Pitfall 내시경은 왼쪽 전완과 손목을 사용하여 회전시킨다. 또한 회전 중에는 전후로 이동하지 않도록, 그리고 내시경이 항상 같은 위치를 유지하도록 주의한다.

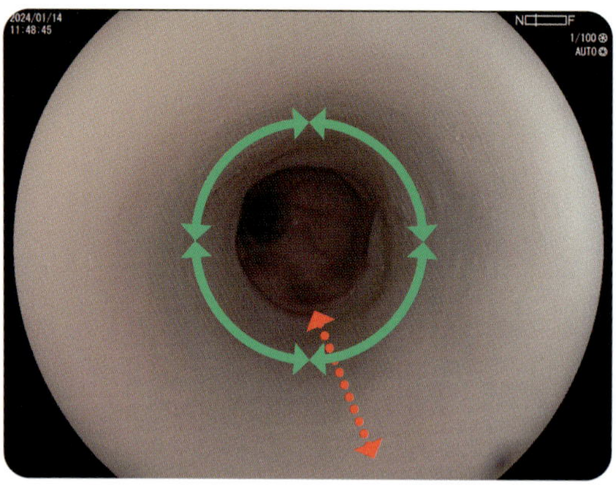

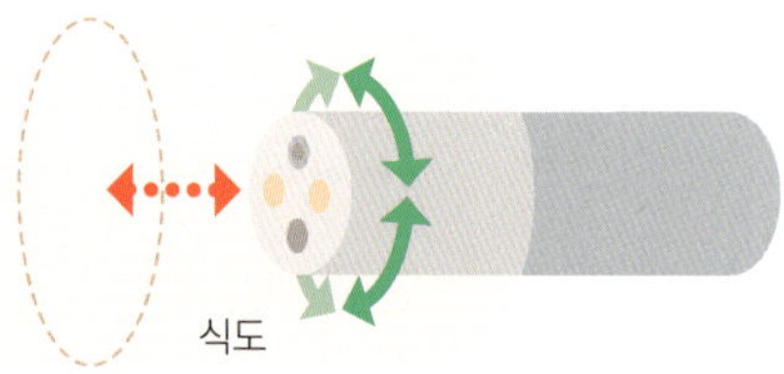

① 내시경 선단과 대상의 거리 유지
② 식도 관강 중심과 내시경 화면의 중심을 항상 맞춘다.

그림 10 ● 훈련 3
이 회전 동작에 전후·좌우의 앵글 조작을 추가함으로써, 중심을 유지하면서 360° 회전할 수 있다.

7 삽입 · 관찰 방법

movie 5

Point

- 촬영해야 할 영상뿐만 아니라 그 영상을 촬영하기 위한 내시경의 움직임도 배우도록 한다.

1 시작 시에는

여기까지 오면 이제 남은 것은 실전이다. 배운 내용을 모두 이용하여 검사·관찰하도록 한다.

이 섹션에서는 일반적인 내시경 검사를 통해 어떤 영상을 촬영해야 하는지, 또한 어떻게 내시경을 움직이면 촬영할 수 있는지를 설명한다. 일본소화기내시경학회에서 발간된 『상부 소화관 내시경 스크리닝 검사 매뉴얼』[1)]을 기반으로 관찰 순서의 연속성을 유지하면서 약간의 변경을 추가한 관찰 방법을 사용하여 설명한다.

■ 관찰 방법(순서)

병원에 따라 관찰 순서가 다를 수 있지만, 중요한 것은 **모든 부위를 촬영하고 철저히 관찰하는 것**이다. 같은 관찰 방법을 반복함으로써, 기본적인 내시경 관찰이나 조작 기술의 질을 향상시킬 수 있다.

■ 촬영

인두에서 십이지장까지 빠짐없이 촬영하려면 **일반적으로 약 50컷 정도**가 필요하다. 환자의 위험도에 따라 정밀 검사 부위의 촬영을 추가한다.

많이 촬영하는 과정에서 왼쪽 손가락의 움직임이 더욱 원활해지고, 영상의 질뿐만 아니라 조작 기술도 향상된다. **무작정 촬영하는 것이 아니라, 목적을 가지고 촬영하는 것이 중요**하다. 좀 더 정확한 기술이 필요하게 되어 성장할 수 있다.

❷ 삽입 전 준비

환자를 좌측와위로 눕히고, 마우스피스를 장착한 후 내시경을 시작한다.

❸ 인두 통과

인두 통과는 초보자에게 가장 어렵게 느껴지는 부위이다. 게다가 그 난관이 검사 초반에 바로 찾아오게 된다…. 삽입할 때 당황하는 사람도 많지만, 그럴 필요는 없다.

먼저, 삽입 전에 목이 올바른 각도를 유지하고 있는지 확인한다(그림 1). 목을 너무 강하게 구부리면 식도로 들어가는 각도가 예각이 되어 삽입이 더욱 어려워진다. 식도로 들어가는 각도가 둔각이 되면 삽입이 쉬워지도록 **머리를 앞으로 내밀면서도 머리가 굴곡되지 않은 상태(sniffing position)**로 한다. 보조자에게 맡기지 말고, 스스로 정확하게 지시를 내리도록 한다.

자, 준비가 끝났다면 이제 인두 통과의 4단계를 배우도록 한다. 천천히 시행하는 1~3단계와 빠르게 수행하는 4단계의 두 가지로 크게 나뉜다.

◆ 천천히 진행하는 단계

- **Step 1**: 올바른 오리엔테이션을 설정한다.
- **Step 2**: 경구개에서 인두 후벽을 따라 내시경을 진행한다.
- **Step 3**: 이상와에 도달한다.

◆ 빠르게 진행하는 단계

- **Step 4**: 인두 통과

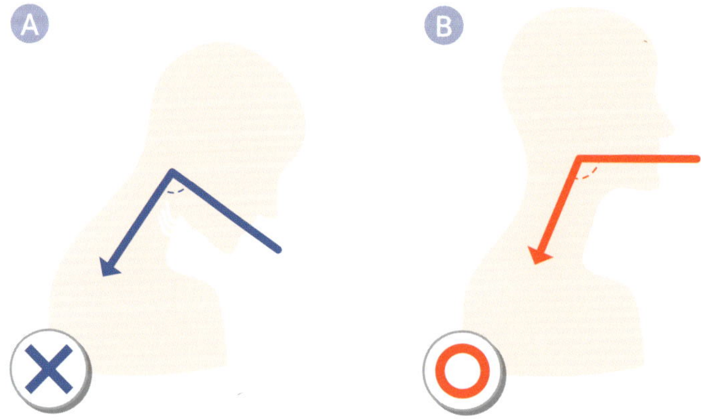

그림 1 ● 인두 통과 시 목의 각도
Sniffing position으로 삽입하자.

Step 1

내시경을 진행하기 전에, 먼저 경구개와 혀를 화면에서 수평이 되도록 맞춘다(그림 2). 여기에서는 왼팔을 들어 올리는 기술을 사용한다. 이렇게 **올바른 오리엔테이션을 설정하고 유지**하면 구강 내를 통과할 때 방향을 잃지 않게 된다.

요령

삽입 시 등 오른손과 왼손 사이의 내시경이 길 때는 왼쪽 전완의 굴곡 동작만으로는 내시경에 처짐이 발생하여 회전이 되지 않는다. 따라서, 왼쪽 전완의 굴곡 동작 대신 왼팔을 들어 올려 내시경을 회전시킨다. 이 기술은 인두 통과 시에도 사용된다.

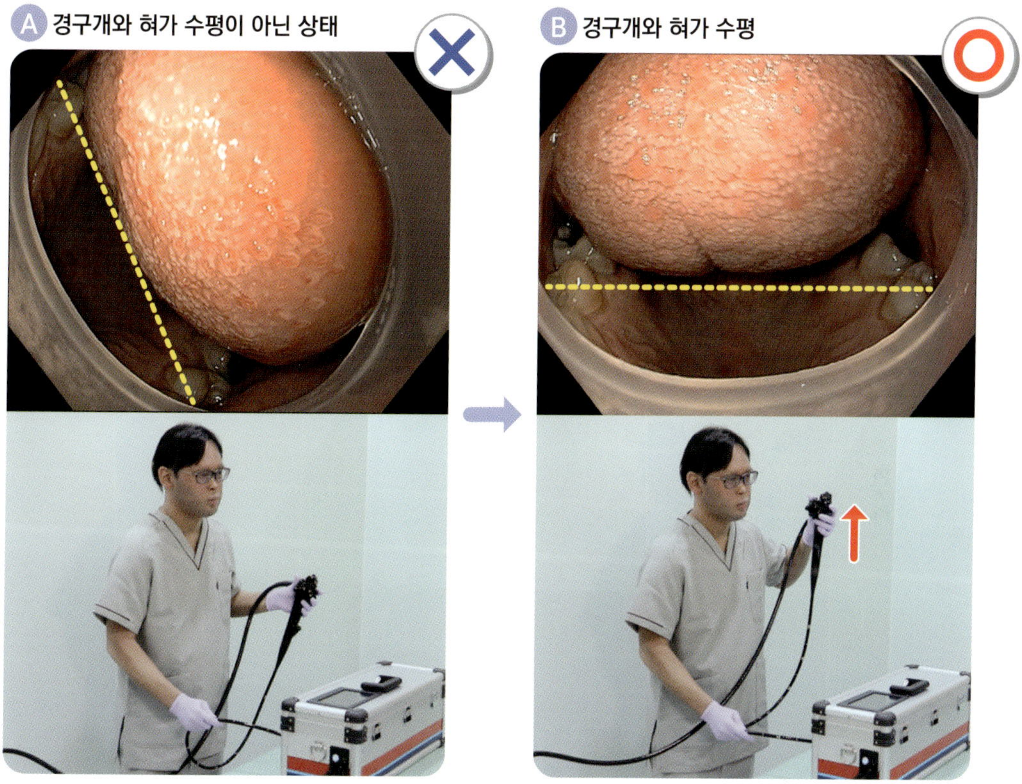

그림 2 ● 구강 내 삽입 시 올바른 오리엔테이션

Step 2~3

경구개에서 인두 후벽(내시경 화면 아래쪽)을 따라 진행한다(그림 3). 인두 반사를 피하기 위해 **설근부에 닿지 않도록 상하 앵글을 사용하면서 인두 후벽을 따라 내시경을 천천히, 신중하게 진행**해야 한다. 이때도 오리엔테이션을 유지하면서 진행한다.

하인두 후벽까지 도달하면 일반적으로 왼쪽 이상와를 통해 식도로 진행한다. 그림 3B에서 **왼쪽 앵글을 사용하거나 왼쪽 전완을 약간 왼쪽으로 회전(신전)하면 왼쪽 이상와에 도달**할 수 있다(그림 4).

A 중인두 후벽을 따라 내시경을 진행한다.

B 하인두 후벽을 따라 내시경을 진행한다.

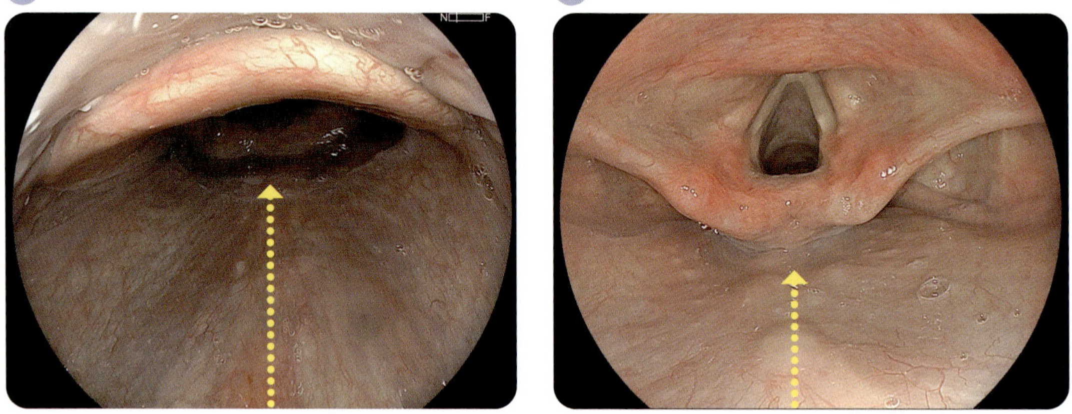

그림 3 ● 인두 후벽을 따라 내시경을 진행한다.

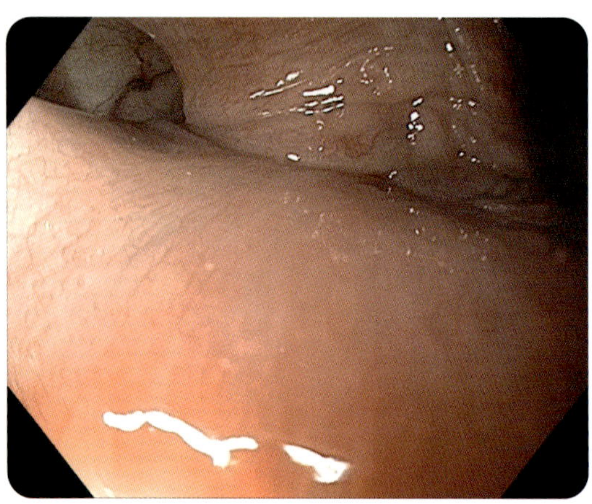

그림 4 ● 왼쪽 이상와에 도달

Step 4

인두를 통과하여 식도 내로 삽입한다. 이때 **목표 지점인 식도는 중심부에 위치하므로 내시경 선단을 왼쪽에서 중앙 방향으로 향하게 할** 필요가 있다(그림 5).

내시경 선단을 왼쪽에서 중앙으로 이동시킬 때 사용할 수 있는 두 가지 기술이 있다. 첫 번째는 오른쪽 앵글을 사용하는 방법이다. 좌우 앵글 조작에 익숙해지면, 오른쪽 앵글 조작을 이용한 삽입은 매우 간단하다. 그러나 좌우 앵글 조작에 익숙하지 않은 경우에는 왼팔을 들어 올리면서 내시경을 삽입하면 인두를 통과할 수 있다(그림 6).

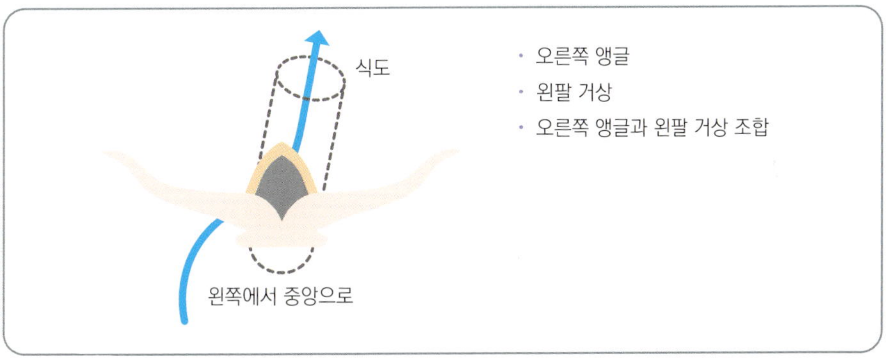

그림 5 ● 이상와에서 식도 내로 삽입 방법

식도는 중앙에 위치하지만, 윤상 후부에 의해 막혀 있어서 좌우의 이상와를 통해 식도로 삽입하게 된다.

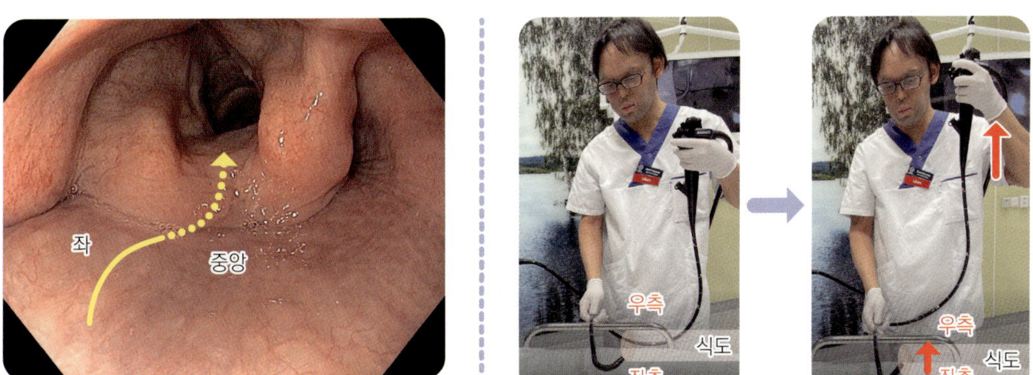

좌측에서 중앙으로

그림 6 ● 왼팔 거상에 의한 내시경 선단의 변화

오른쪽 이상와에서 삽입하는 경우 오른쪽에서 중앙으로 삽입하게 되므로 반대 방향의 조작을 시행한다. 즉, 왼쪽 앵글을 사용하거나 왼쪽 전완을 왼쪽 방향으로 회전(신전)한다.

Pitfall

좌우 어느 한쪽의 이상와에 도달했을 때 **그림 7**처럼 오리엔테이션이 잘못되면 통과 경로가 복잡해져 삽입이 어려워진다. 따라서 올바른 오리엔테이션을 항상 유지하도록 한다.

요령

이상와를 넘어갈 때 이상와에 깊숙이 삽입하면 '방해 주름'[2] 때문에 식도 내로 통과가 어려워진다(**그림 8**). 이상와 깊숙이 들어가기 전에 식도 내로 비스듬히 진입한다는 이미지를 가지고, 내시경을 미는 동작과 왼팔 거상 또는 오른쪽 앵글 동작을 동시에 하는 것이 중요하다(방해 주름에 대한 자세한 설명은 「Dr. 히라사와의 상부 소화관 내시경 진단 세미나 상권」[2]에서 다루고 있으니, 꼭 참고해 보시기 바란다).

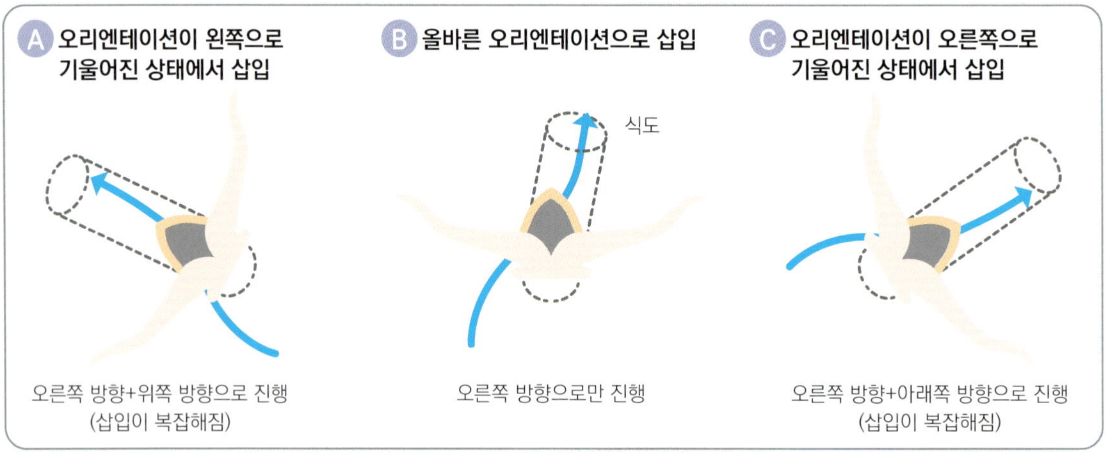

그림 7 ● 오리엔테이션이 다를 경우 인두 통과가 복잡해짐

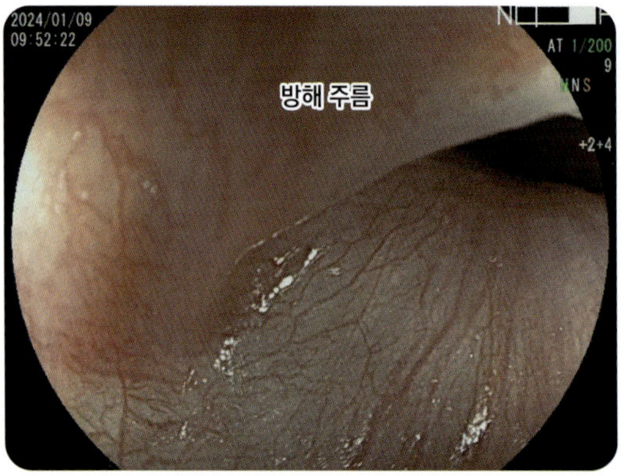

그림 8 ● 방해 주름

4 인두 관찰

여기에서는 **중인두·하인두·좌우 이상와**를 각각 관찰한다. **인두 반사로 인해 관찰이 어려운 경우에는 삽입을 우선으로 하고 내시경 제거 시에 관찰**하도록 한다.

영상 강조를 이용하면 인두 종양을 발견하기 쉬워진다(그림 9). 인두 반사가 있는 경우 인두 관찰 시 백색광과 영상 강조를 모두 사용하면 환자에게 부담이 될 수 있어 필자는 영상 강조를 우선적으로 사용하여 촬영하고 있다.

요령

영상 강조를 이용한 관찰

현재 다양한 종류의 영상 강조 모드가 탑재되어 있다. 대표적인 것으로 NBI(narrow band imaging)나 BLI(blue laser imaging)를 사용하면 편평상피암이 갈색 영역으로 관찰되어 쉽게 발견할 수 있다. 따라서 인두나 식도에서는 백색광뿐만 아니라 NBI나 BLI를 이용한 관찰도 함께 시행한다.

Ⓐ 중인두 후벽

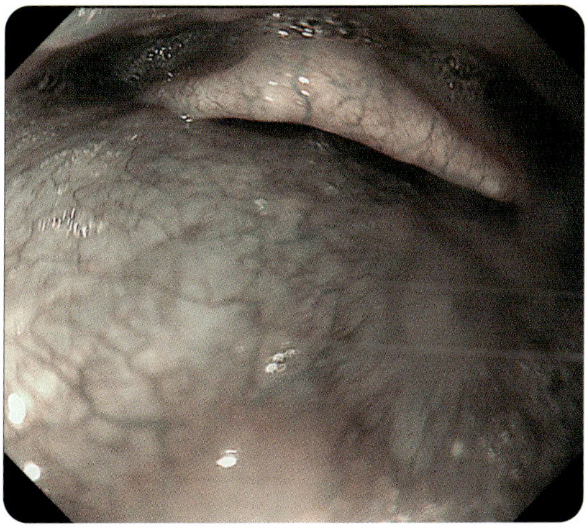

Ⓑ 하인두 후벽

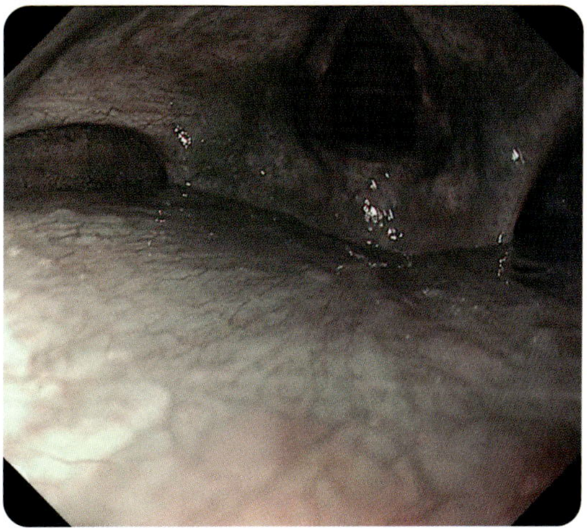

그림 9 ● 영상 강조(NBI)를 이용한 인두 관찰

후두개에서 좌우 이상와까지 인두 전체를 철저히 관찰한다.

5 식도 관찰

삽입 시에는 백색광을 사용하여 **경부 식도, 흉부 상부 식도, 흉부 중부 식도, 흉부 하부 식도, 그리고 식도·위 접합부(EGJ)를 관찰**한다(그림 10). **인두 반사가 심한 경우에는 경부 식도는 내시경 제거 시 관찰**하도록 한다.

A 흉부 상부 식도

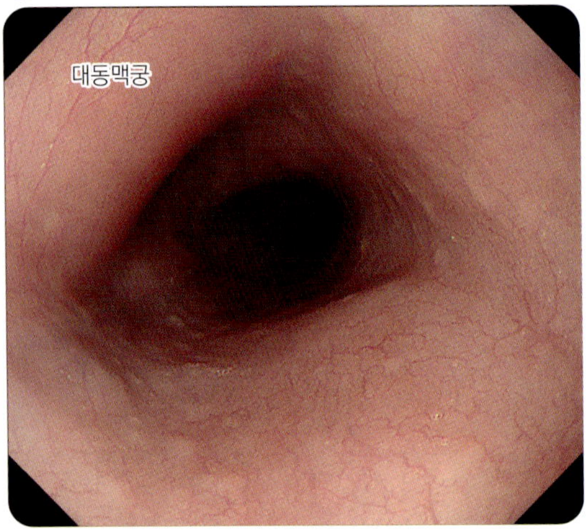

11시 방향에서 대동맥궁에 의한 압박이 관찰된다
(절치에서 약 19~24 cm).

B 흉부 중부 식도

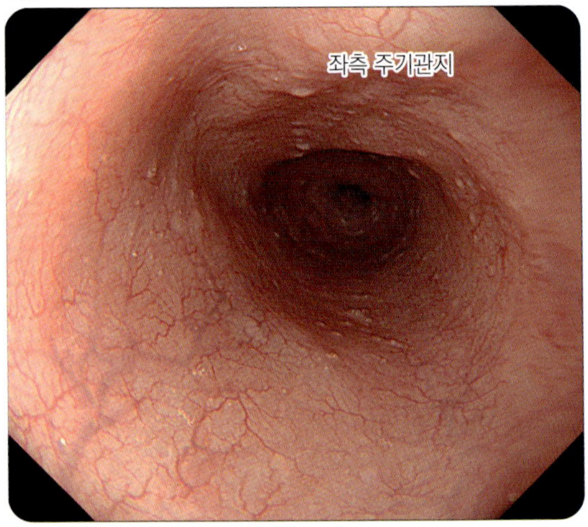

11시에서 2시 방향에 걸쳐 좌측 주기관지에 의한 압박
(절치에서 약 25~32 cm).

C 흉부 하부 식도

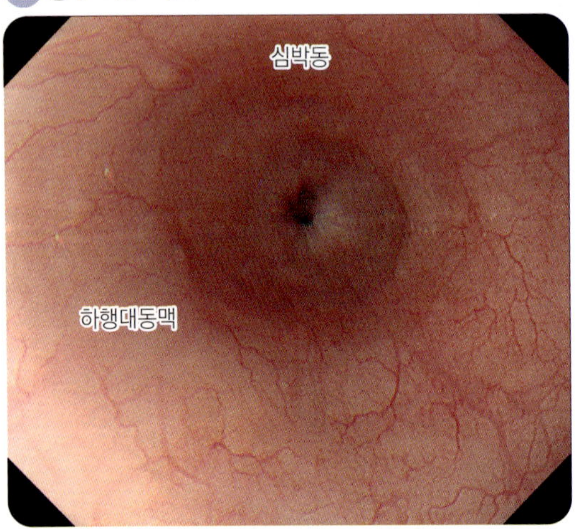

12시 방향에서 좌심방에 의한 박동과 7시 방향에서
하행대동맥에 의한 압박이 관찰된다(절치에서 약 25~32 cm).

D EGJ

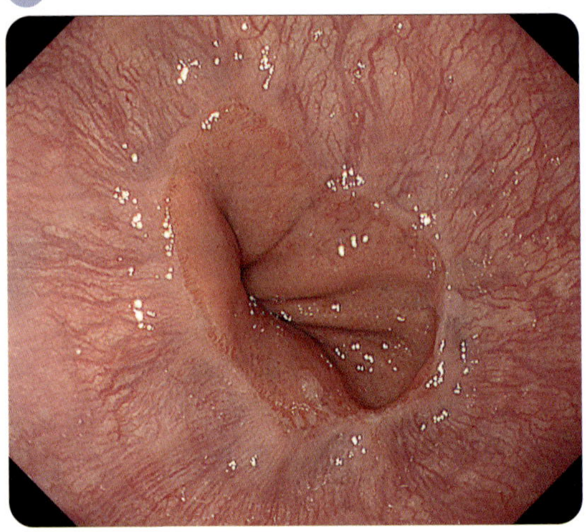

그림 10 ● 식도 관찰

또한, 식도도 올바른 오리엔테이션으로 관찰해야 한다. **화면 오른쪽은 식도의 우측, 왼쪽은 식도의 좌측, 위쪽은 식도의 전벽, 아래쪽은 식도의 배측**을 나타내도록 한다. 식도 내로 도달 후 왼쪽 전완을 왼쪽 방향으로 돌리고(신전) 좌우 앵글을 사용하여 식도 내강의 중심을 조정함으로써 올바른 오리엔테이션을 얻을 수 있다.

요령

기준점으로서 흉부 상부 식도에서는 11시 방향에서 대동맥궁에 의한 압박, 흉부 중부 식도에서는 11시에서 2시 방향에 걸쳐 좌측 주기관지에 의한 압박, 흉부 하부 식도에서는 12시 방향에서 좌심방에 의한 박동과 7시 방향에서 하행대동맥에 의한 압박을 각각 위치시킨다(그림 11). 액체가 화면 왼쪽에 고이도록 내시경을 회전시키는 것도 올바른 오리엔테이션을 맞추는 하나의 기준이지만, 자세에 따라 변할 수 있어 주의해야 한다.

A 흉부 상부 식도

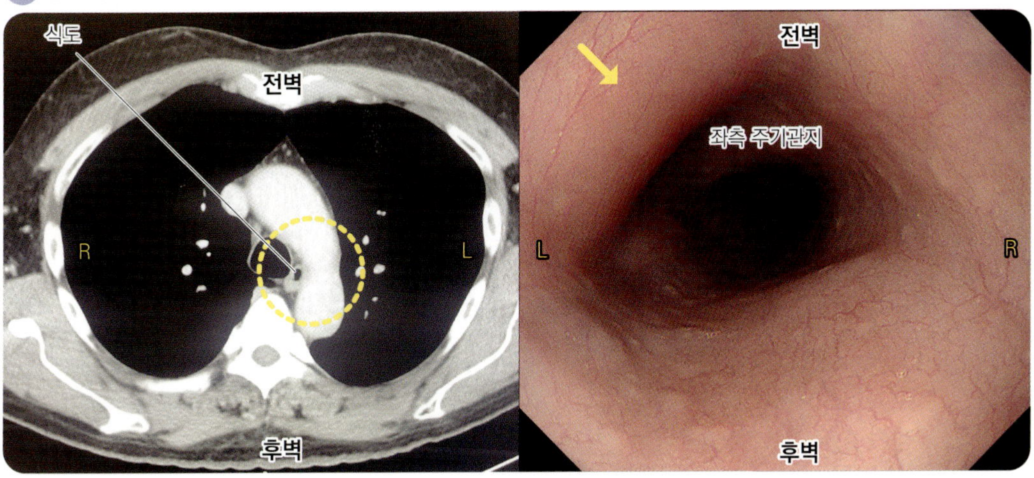

동맥궁의 압박을 11시(→)에 위치시킨다.

B 흉부 하부 식도

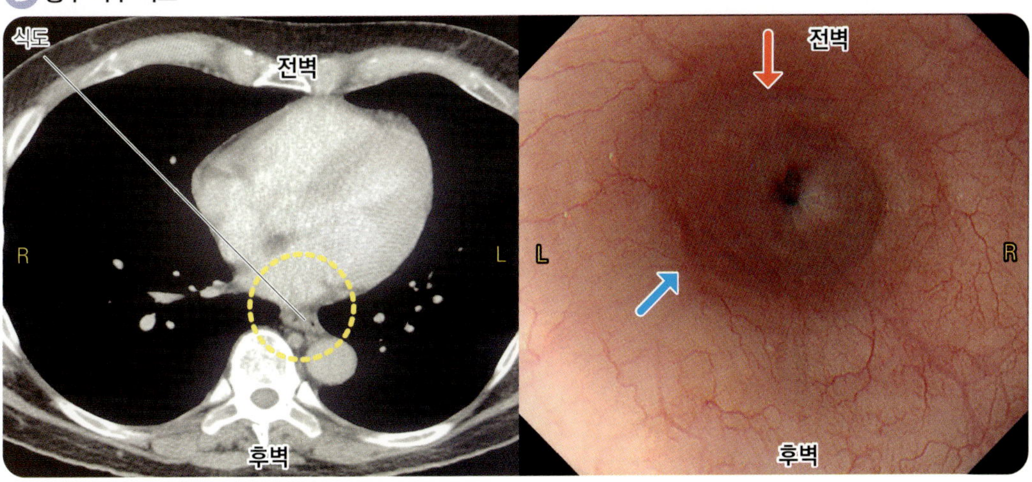

심박동을 12시(→), 하행대동맥의 압박을 7시(→)에 위치시킨다.

그림 11 ● 식도의 올바른 오리엔테이션

6 EGJ 통과

EGJ를 통과하기 위해서는 단순히 내시경을 밀어 넣는 것만으로는 부족하며, 다음 두 가지 방법이 필요하다(그림 12).

- A: 왼쪽 앵글을 조작하면서 내시경을 진행한다.
- B: 왼쪽 전완을 왼쪽 방향으로 돌려(신전) 진행 방향이 화면 12시 방향이 되도록 회전시키고 위 앵글을 조작하면서 내시경을 진행한다.

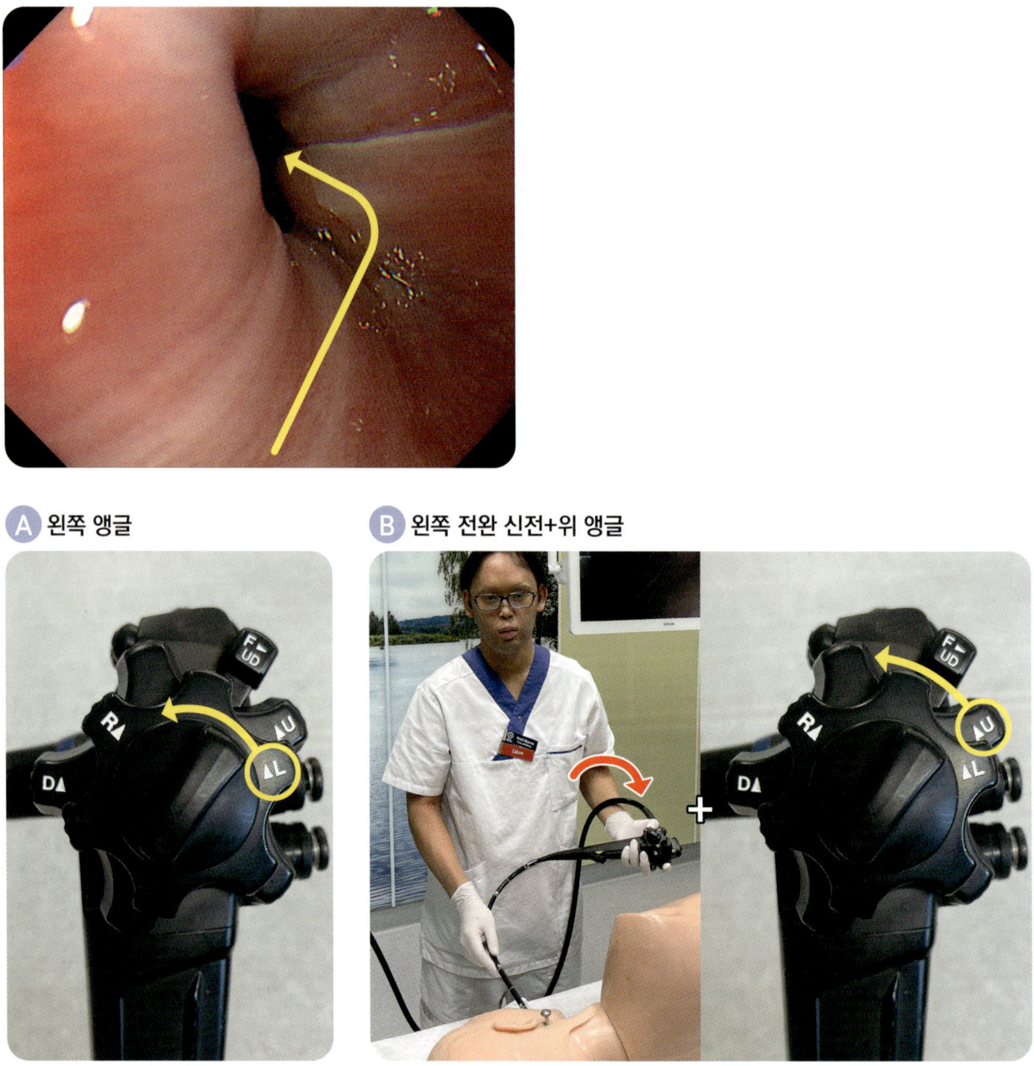

그림 12 EGJ 통과 방법

7 EGJ~전정부

EGJ를 통과한 후 전정부로 내시경을 진행하기 위해서는 위체부의 축을 바로 잡아야 한다. **일반적으로 위 내로 도달한 시점에서는 위의 축이 내시경 화면의 9시에서 3시 방향**으로 향하고 있다. 이 상태 그대로 내시경을 진행하면 전정부에 도달할 수 없으므로 **내시경 선단을 위체부까지 조금 진행시킨 후 왼쪽 전완을 오른쪽 방향으로 돌려(굴곡) 위의 축을 6시에서 12시 방향으로 회전**시킨다(그림 13). 그러면 전정부가 12시 방향에 위치하게 되므로 내시경을 곧바로 진행시키기만 하면 전정부와 유문에 도달할 수 있다.

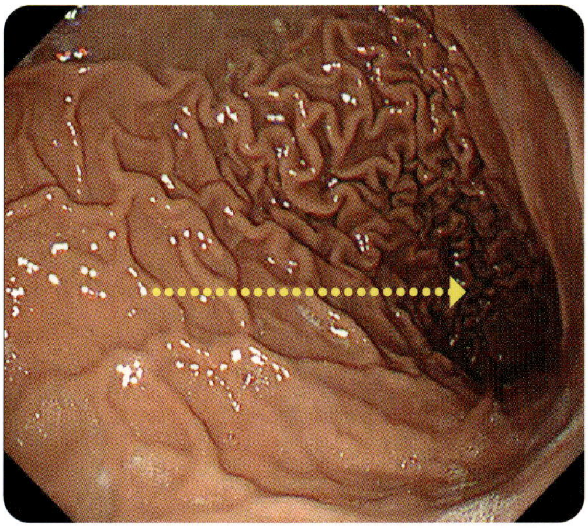

위 내로 들어갔을 때 전정부가 3시 방향에 위치

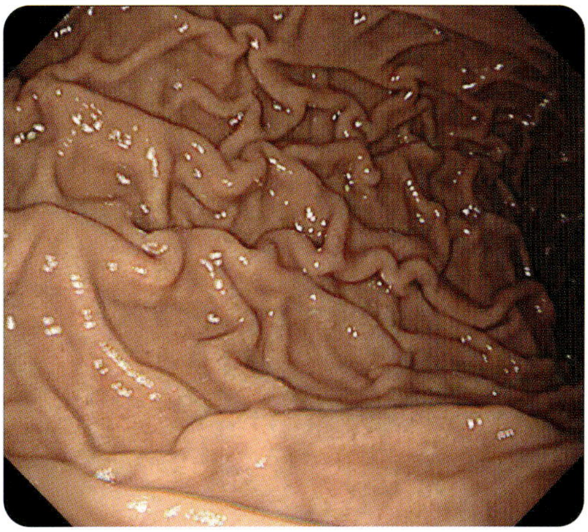

위체부까지 내시경을 진행한다.

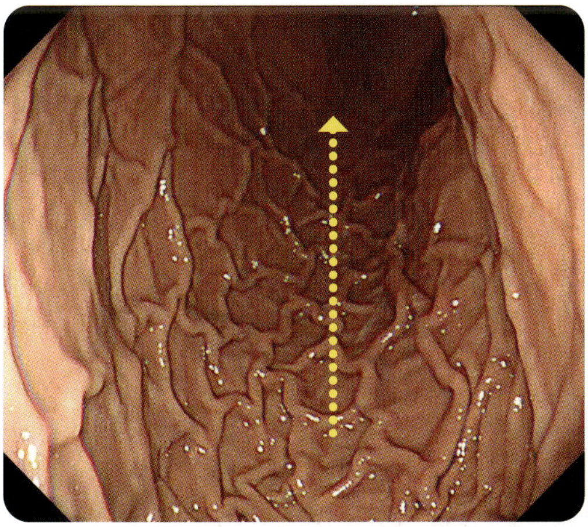

왼쪽 전완을 오른쪽 방향으로 돌려
전정부를 12시 방향으로 이동시킨다.

그림 13 ● 위체부 통과 방법

또한, 통과 시 내시경의 마찰로 인해 점막 손상이 발생할 수 있다. 따라서 위각부 대만과 전정부 대만을 촬영한 후 내시경을 진행한다(그림 14).

A 위각부 대만 B 전정부 대만

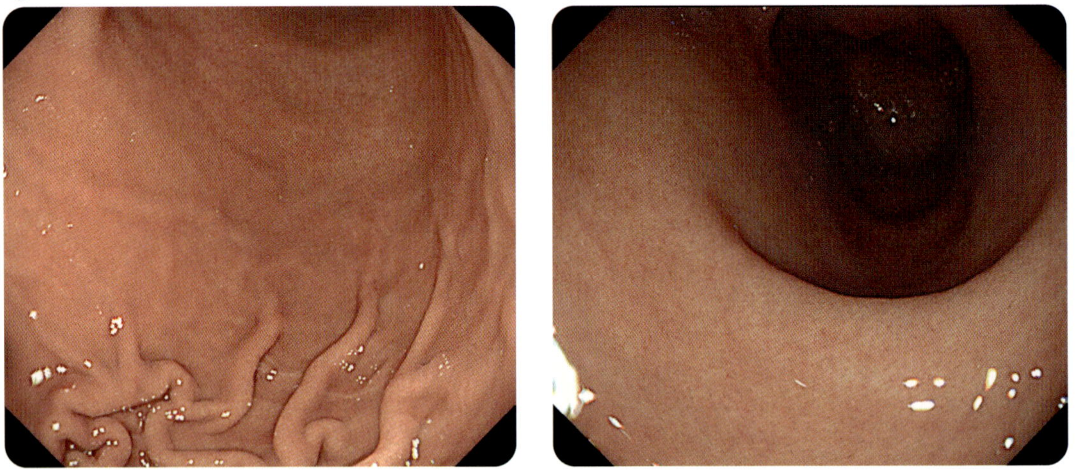

그림 14 ● 위각부 대만과 전정부 대만

8 전정부~유문

전정부에 도달 후 내시경을 더 진행하면 유문으로 향하게 된다. 여기에서 이상한 현상이 발생하는데, **내시경을 앞으로 진행시킴에도 불구하고 내시경 화면에서는 유문이 점점 멀어지게 된다.**

이것은 내시경을 진행하면 위각부 대만이 늘어나면서 내시경에 큰 처짐(루프)이 생기기 때문이다(그림 15). 복부를 눌리는 형태가 되어 통증을 느끼는 지점이므로, **위 내의 공기를 흡인하고 천천히 내시경을 밀어 넣는 것**이 중요하다.

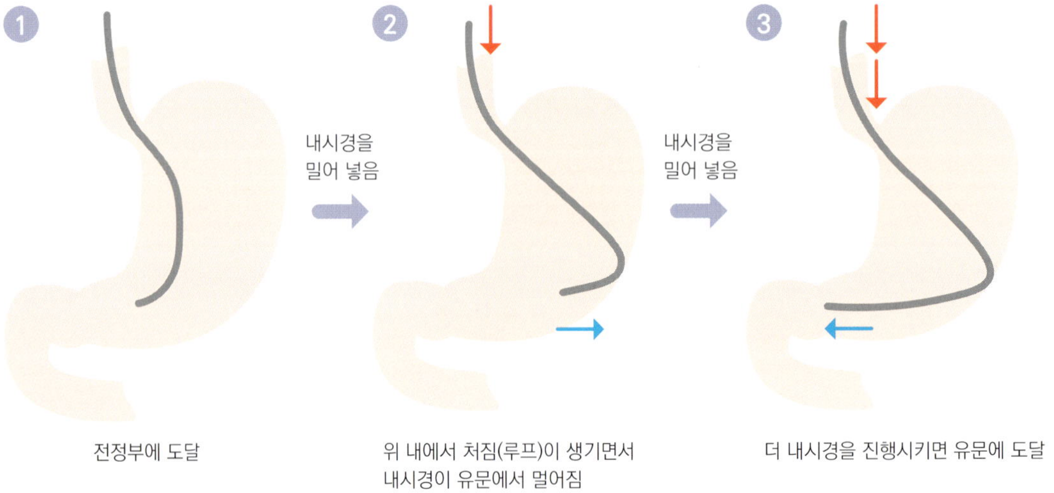

그림 15 ● 유문에 도달 방법

9 십이지장 관찰

유문을 넘어가면 십이지장 구부에 도달한다. 십이지장에서는 **구부·하행부·바터 유두를 관찰**한다(그림 16). 구부도 네 방향에서 구석구석 관찰한다.

A 구부

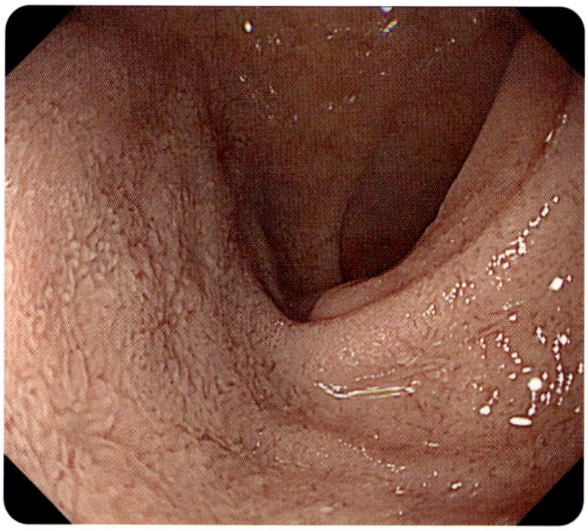

B 하행부

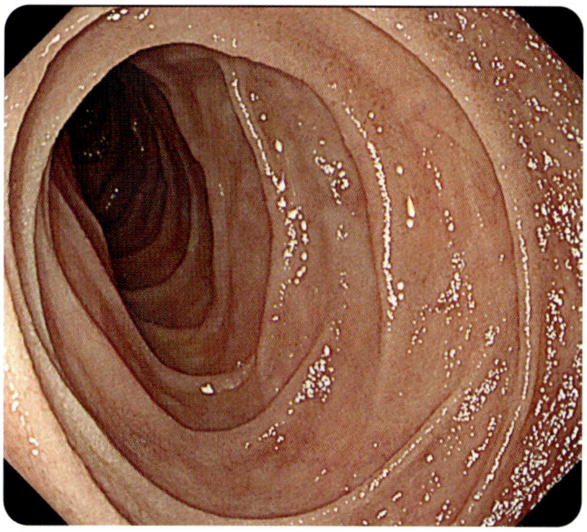

C 바터 유두

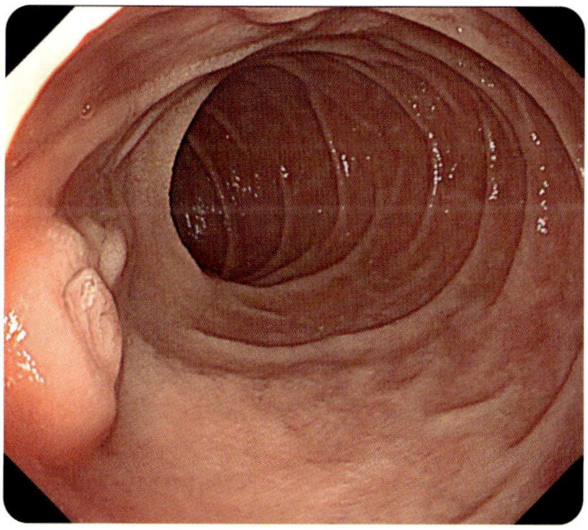

그림 16 ● 십이지장 관찰

■ 십이지장 하행부로의 삽입

구부를 넘어가면 3시에서 4시 방향에 하행부가 보인다. 다음 순서를 따르면 간단하게 십이지장 하행부에 도달할 수 있다.

❶ 내시경을 십이지장각까지 진행시킨다.

❷ 왼쪽 전완을 오른쪽으로 돌리면서(굴곡시키면서), 위 앵글을 조정한다(그림 17).

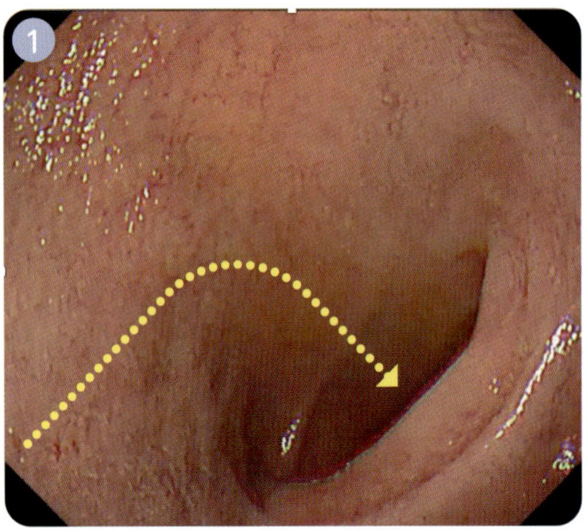

십이지장각까지 진행한다.

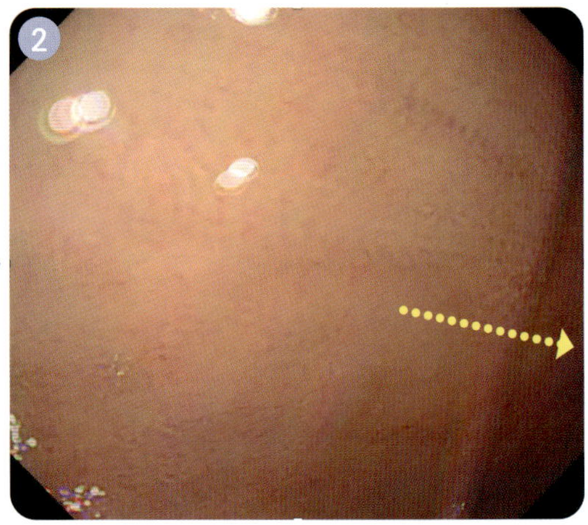

왼쪽 전완을 오른쪽으로 회전시키면서 위 앵글을 조정한다.

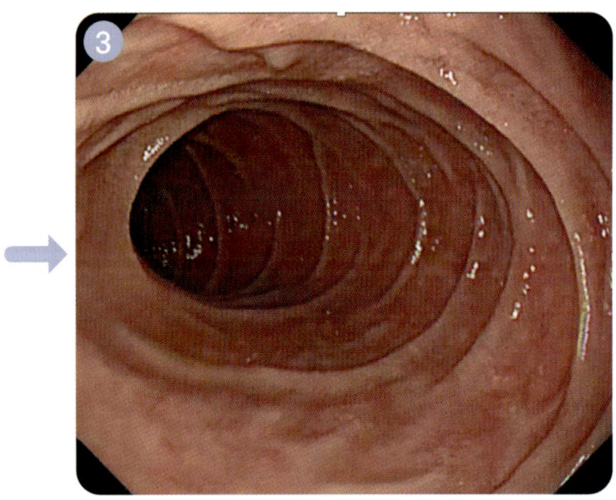

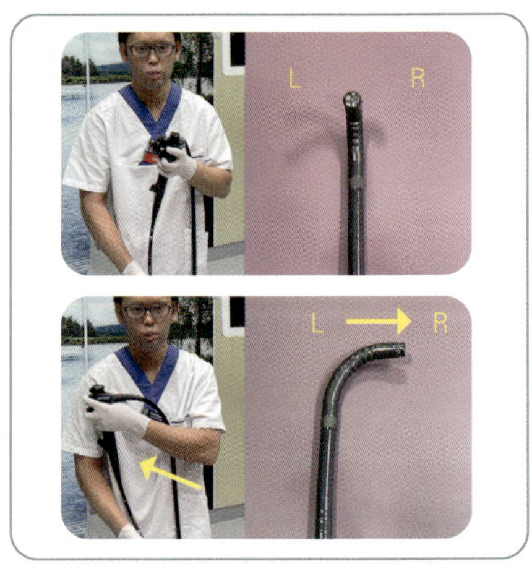

그림 17 ● **십이지장 하행부로 도달 방법**

십이지장 하행부에 도달 후 다시 이상한 현상이 관찰된다. **내시경을 당기면 오히려 내시경 선단이 앞으로 진행**하는 것이다. 그림 18과 같이 십이지장에 도달한 시점에서 내시경은 위 내부에서 큰 처짐(루프)을 형성하고 있다. 이로 인해 내시경 선단이 십이지장에 걸려 있는 상태에서 내시경을 당기면 위 내부의 처짐(루프)만큼 내시경 선단이 앞으로 나아가게 된다. 이것을 "stretch"라고 표현한다.

Pitfall Stretch 동작 시에는 천공 위험이 있으므로 십이지장 관강 중심을 유지하면서 천천히 내시경을 당기도록 한다.

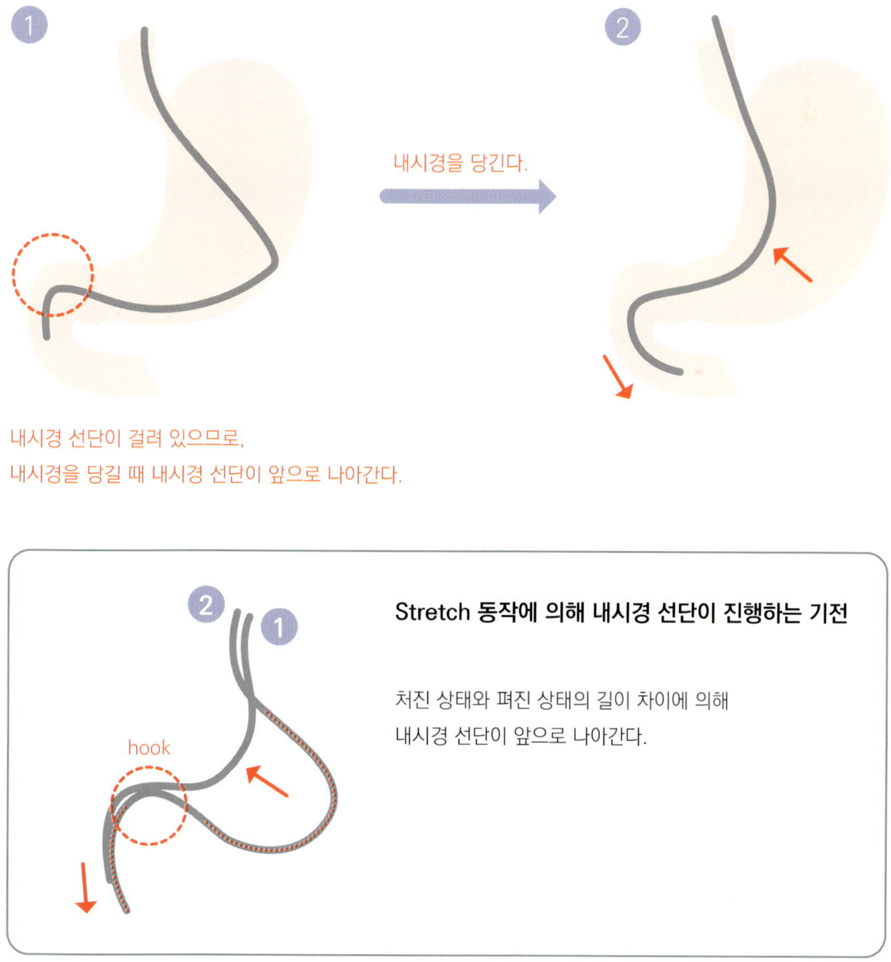

그림 18 **십이지장의 stretch**

10 위 내 관찰

십이지장 관찰이 끝난 후에는 내시경을 제거하여 위 내의 관찰로 돌아간다. 위 내의 관찰 순서는 크게 두 가지로 나뉜다. **전정부를 관찰한 후 그대로 직시 하에서 관찰을 지속하다가 반전을 하는 A패턴(고위반전법)**과 **전정부 관찰 후 반전을 통해 위 내를 먼저 관찰하는 B패턴**이 있다. 순서만 다를 뿐, 동일한 부위를 관찰·촬영하게 되므로 차이는 없다(그림 19). 부위마다 **전벽, 후벽, 소만, 대만의 네 방향을 확실히 관찰·촬영**해야 한다. 위 내에서는 약 35장 정도를 촬영하도록 한다.

◆ A패턴(그림 19ⒶⒷⒸⒹⒺⒻ)

❶ 전정부(직시 하)
❷ 위체부(직시 하)
❸ 궁륭부(반전)
❹ 분문(반전)
❺ 위체부(반전)
❻ 위각부(반전)

◆ B패턴(그림 19ⒶⒻⒺⒹⒸⒷ)

❶ 전정부(직시 하)
❷ 위각부(반전)
❸ 위체부(반전)
❹ 분문(반전)
❺ 궁륭부(반전)
❻ 위체부(직시 하)

위 내를 관찰할 때는 위의 축을 맞추어(대만 주름을 12시에서 6시 방향으로 위치) 촬영한다(그림 20). 또한, **촬영 시에는 충분히 송기를 하여 주름 사이도 관찰한다**(그림 21).

A 유문・전정부(직시 하)

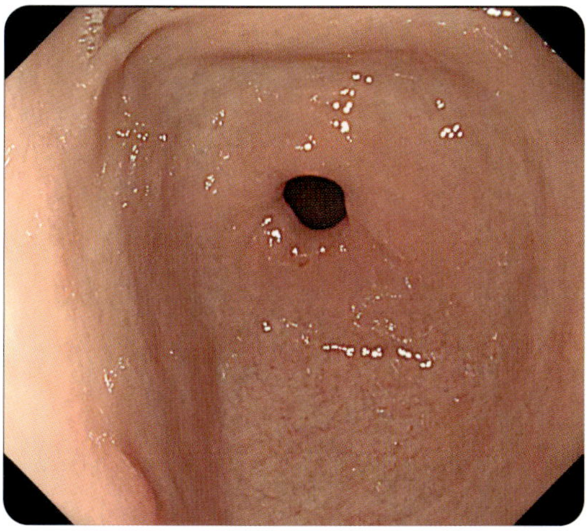

B 위체부(직시 하)

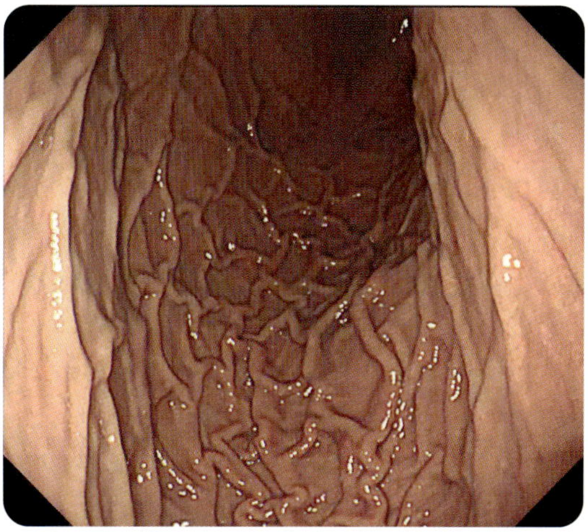

C 궁륭부(반전)

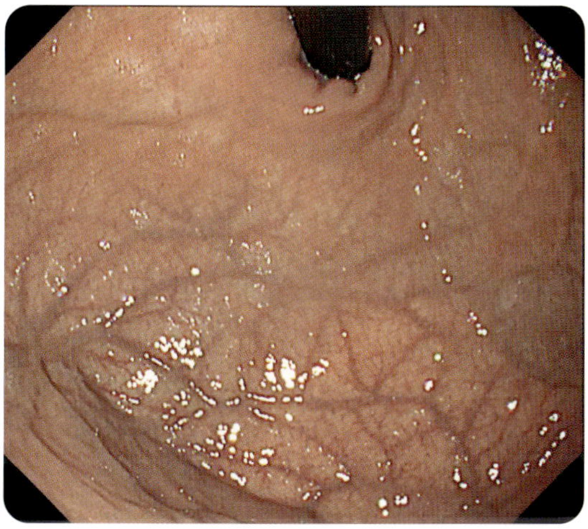

D 분문(반전)

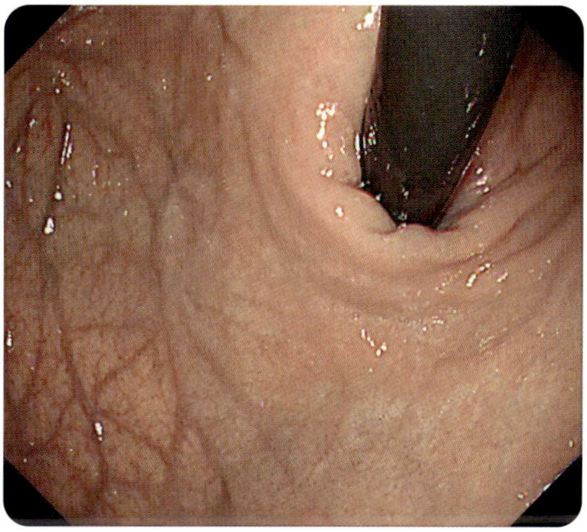

E 위체부(반전)

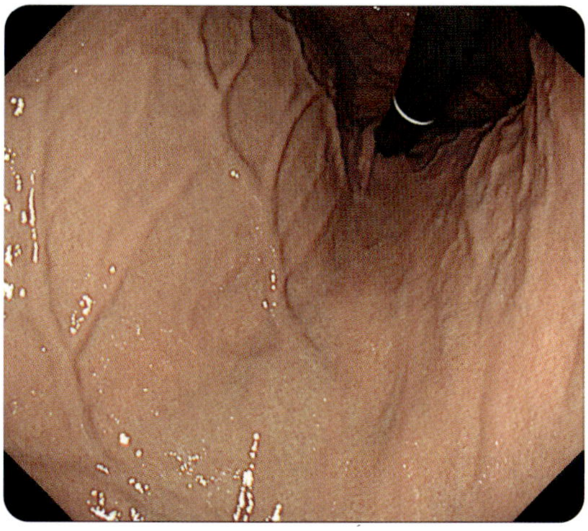

F 위각부(반전)

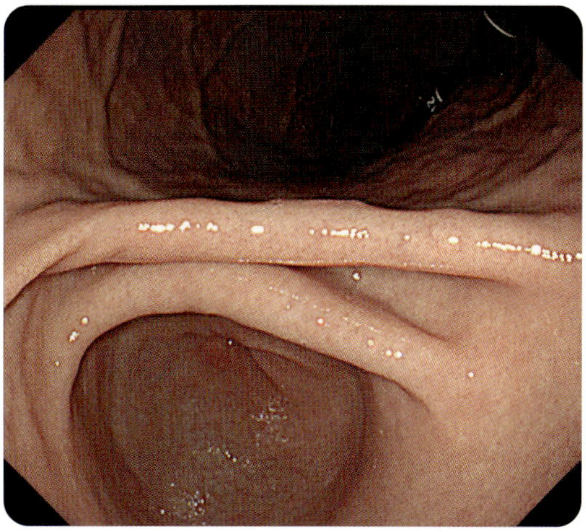

그림 19 위 내의 촬영 부위

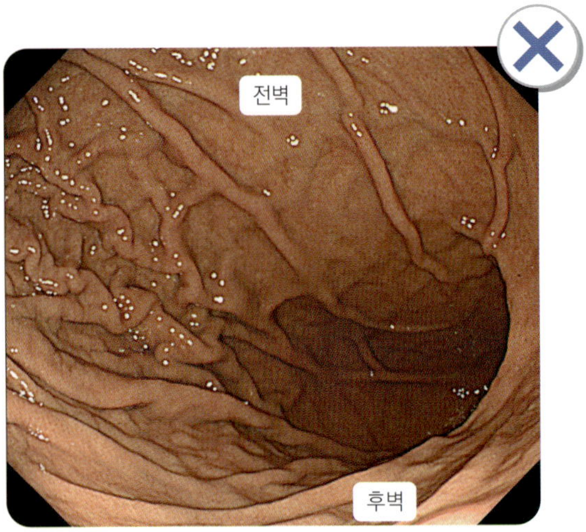

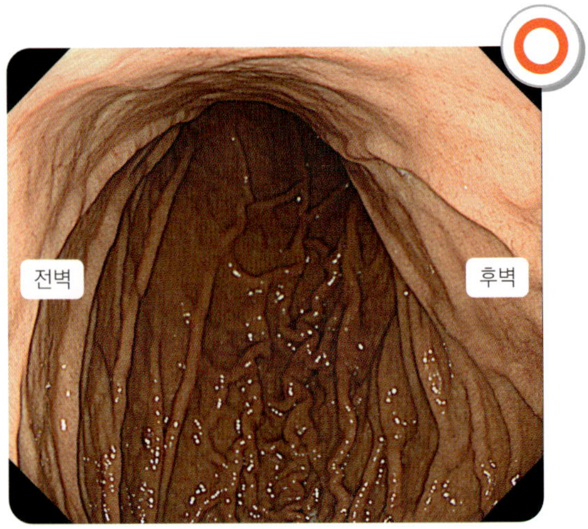

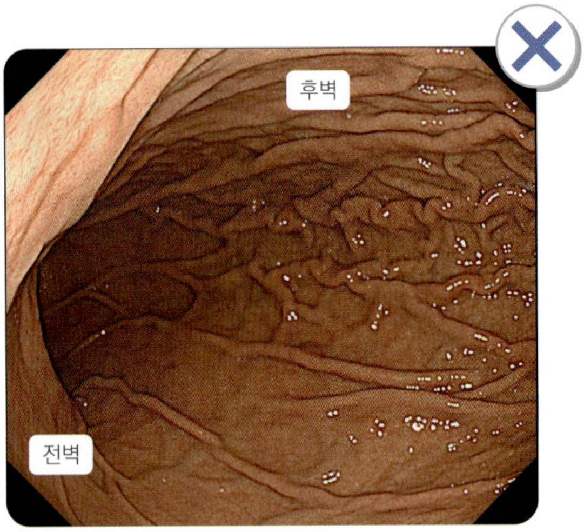

그림 20 ● 위의 축을 맞춘 상태에서 촬영

A 송기가 불충분

B 송기가 충분

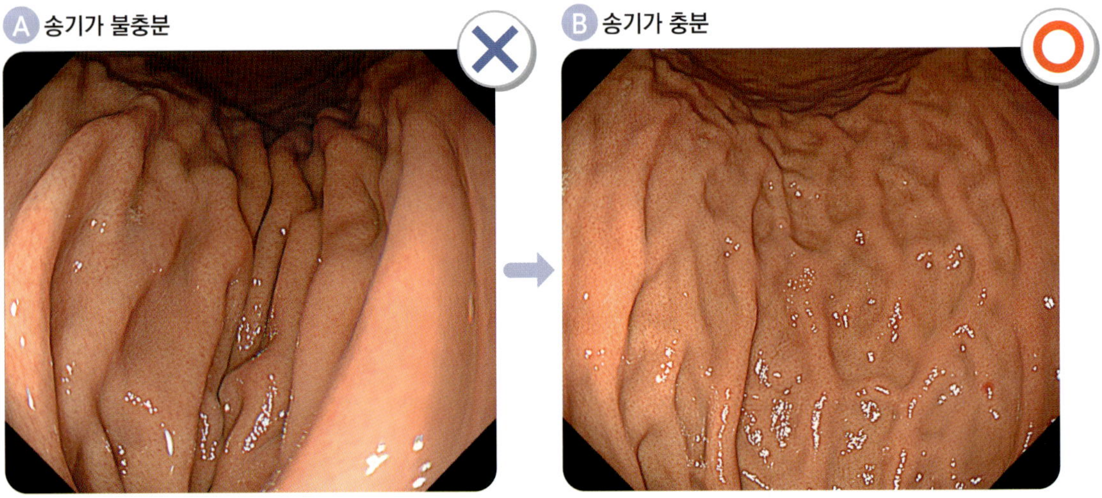

그림 21 ● 충분한 송기를 하면 주름 사이까지 자세히 확인할 수 있다.

Pitfall

위각부 후벽과 위체 상부 후벽은 관찰이 어려워 병변을 놓치는 경우가 많은 부위로 알려져 있다(그림 22). 이러한 점을 의식하면서 관찰하도록 한다.

요령

위 내 관찰이 끝난 후에 반드시 위 내의 공기를 모두 흡인하여 검사의 불편함을 줄여야 한다(그림 23). 또한, 내시경 제거 시 식도를 관찰하면서 송기하게 되므로 여기에서 충분히 흡인하는 것이 식도를 정확하게 관찰하는 요령이다.

A 위각부 후벽 　　 B 위체 상부 후벽

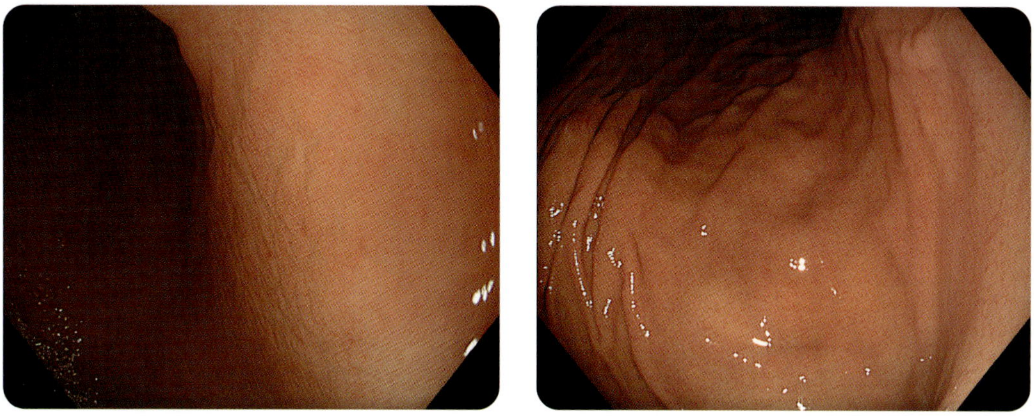

그림 22 ● **위각부 후벽과 위체 상부 후벽 관찰**

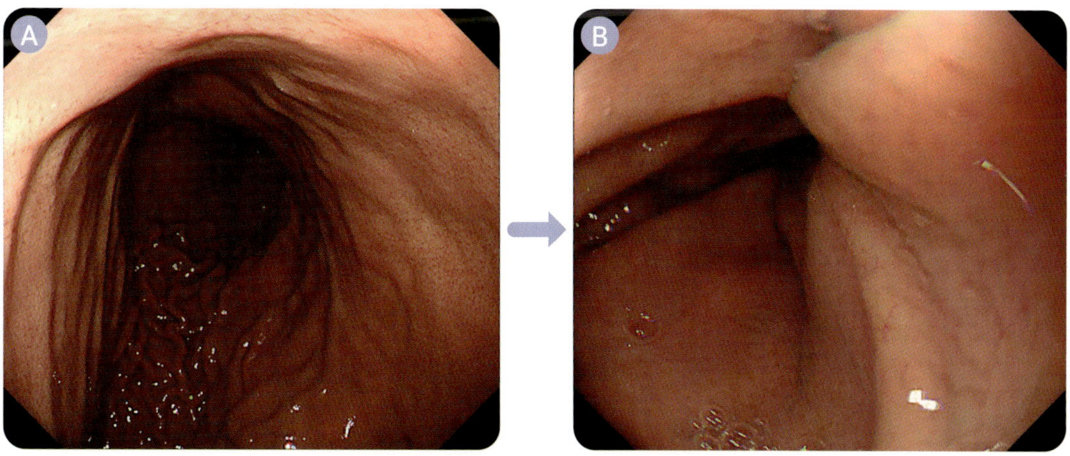

그림 23 ● **위 내 흡인을 하여 검사의 불편함을 줄인다.**

위 내부의 공기를 충분히 흡인한다.

11 식도 제거 시 관찰

식도 제거 시에는 강조 영상을 사용하여 식도를 관찰하여, 삽입 시 백색광 관찰과 함께 이중으로 확인하도록 한다. 삽입 시와 마찬가지로 **EGJ, 흉부 하부, 중부, 상부 식도, 경부 식도**를 관찰한다(그림 24). 또한, EGJ에서는 피검자에게 숨을 들이쉬게 하면 EGJ가 열려 관찰하기 쉬워진다.

또한, 삽입 시 인두 반사로 인해 **관찰이 어려웠던 경우 제거 시 인두를 관찰**하도록 한다.

Ⓐ EGJ

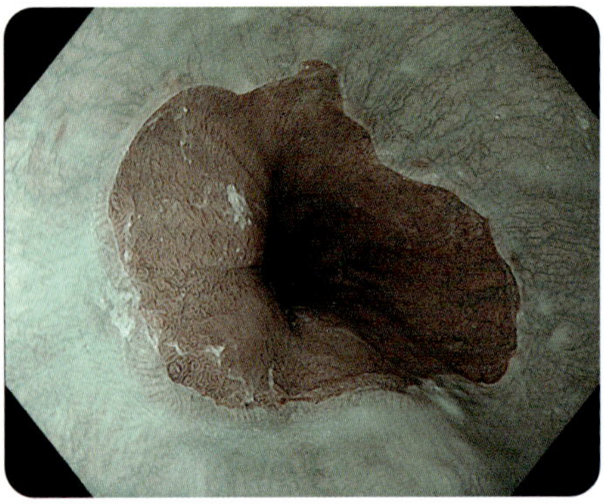

Ⓑ 흉부 하부 식도

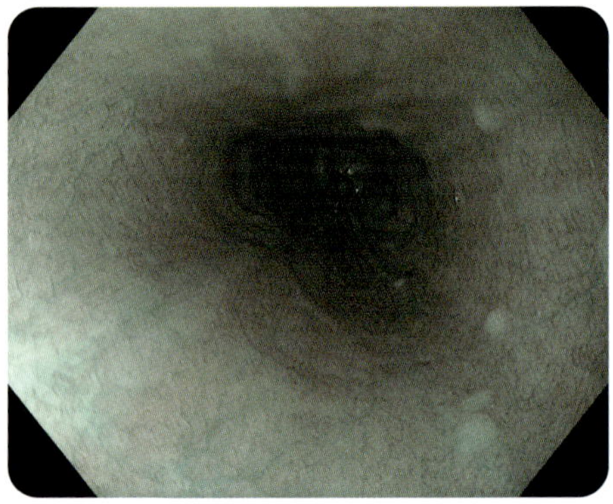

Ⓒ 흉부 중부 식도

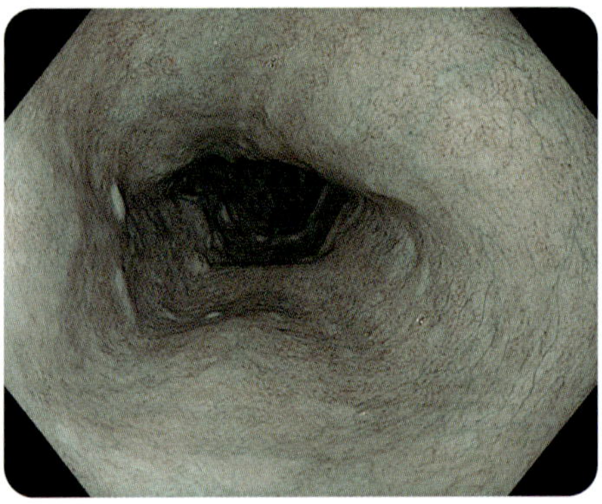

Ⓓ 흉부 상부 식도

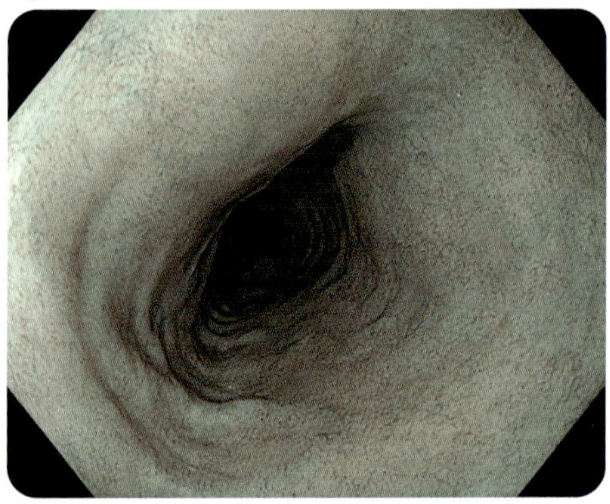

Ⓔ 경부 식도

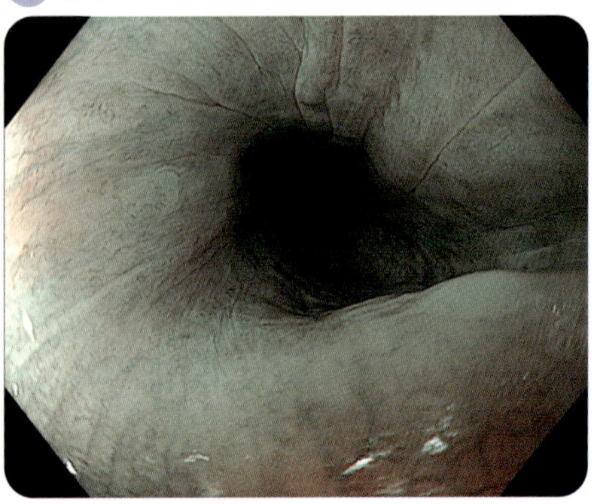

그림 24 ● 식도 제거 시 관찰

삽입 시와 마찬가지로 올바른 오리엔테이션을 유지한다. 또한 혈관망이 확실하게 보이도록 식도가 열린 상태에서 관찰한다.

12 정리

이로써 상부 소화관 내시경 과정에 대해 이해할 수 있을 것이다. 실제 사람에서는 트림으로 인해 난이도가 급격히 상승한다. 모형으로 완벽하게 수행할 수 있을 때까지 이 일련의 과정을 철저히 연습하도록 한다(→**제1장-6, p.47~54**).

참고문헌

1) 「上部消化管内視鏡スクリーニング検査マニュアル」(日本消化器内視鏡学会/監), 医学書院, 2017
2) 「Dr. 平澤の上部消化管内視鏡診断セミナー　上巻」(平澤俊明/著), pp.61-62, 羊土社, 2022

8 흡인 · 생검 기술

movie 6

Point

- 흡인은 저류면을 보면서 점막을 흡인하지 않도록 해야 한다.
- 생검은 목표 부위를 확인할 수 있는 거리를 유지하면서 정확하게 조직을 채취해야 한다.

1 흡인의 기술

위 내는 침, 점액, 담즙 등 다양하게 관찰을 방해하는 요소들로 가득 차 있다. 제대로 관찰하기 위해서는 위 내부의 액체를 흡인해야 한다. 그러나 저류면을 정면으로 보며 흡인을 하면 어디까지 흡인해야 하는지 알 수 없어 점막을 흡인하게 될 수 있다(그림 1).

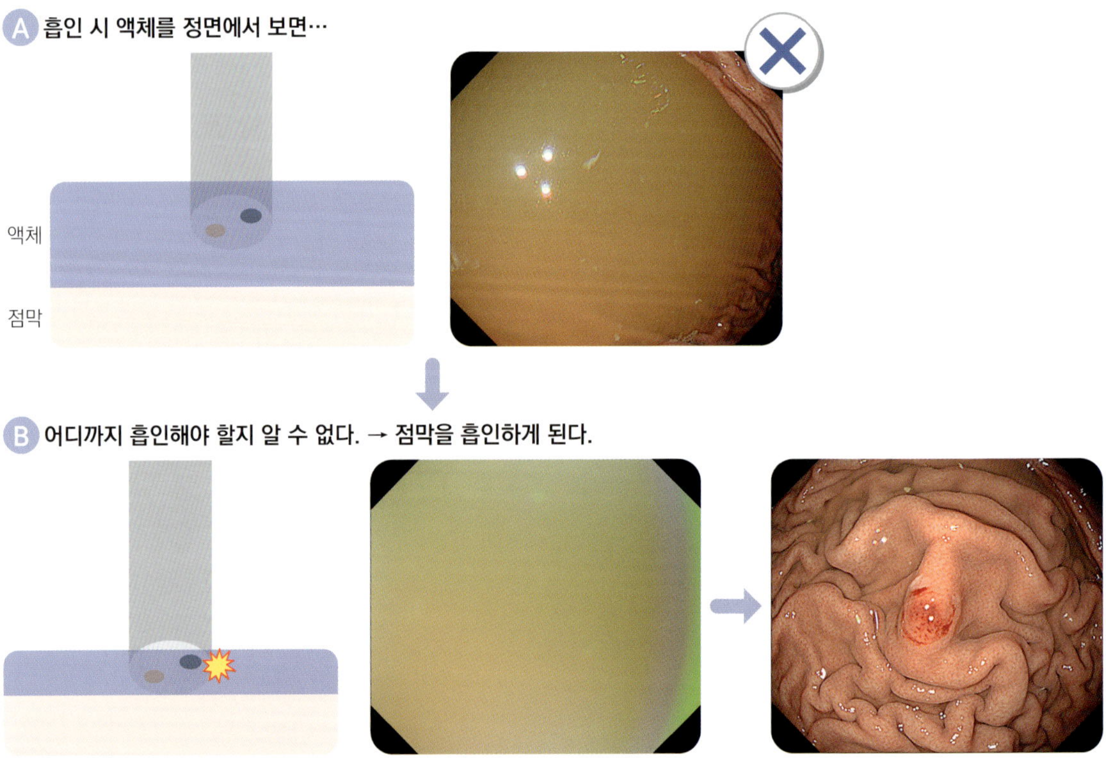

그림 1 ● 정면 시에서의 흡인

따라서 위 내를 먼저 철저히 세척한 후 **반전하여 저류면을 접선 방향으로 하여 저류면을 보면서 정확하게 흡인**하도록 한다(그림 2).

요령

흡인구는 상부 소화관 내시경에서는 일반적으로 6~7시 방향에 위치하므로 저류면이 내려가는 정도에 맞추어 내시경 선단을 낮추면 지속적인 흡인이 가능해진다. "송기와 흡인의 병용(**→제1장-3, p.26**)"을 조합하면 점막을 손상시키지 않고 완벽하게 흡인할 수 있다.

A 반전하여 흡인구를 저류면과 접선 방향으로 놓으면…

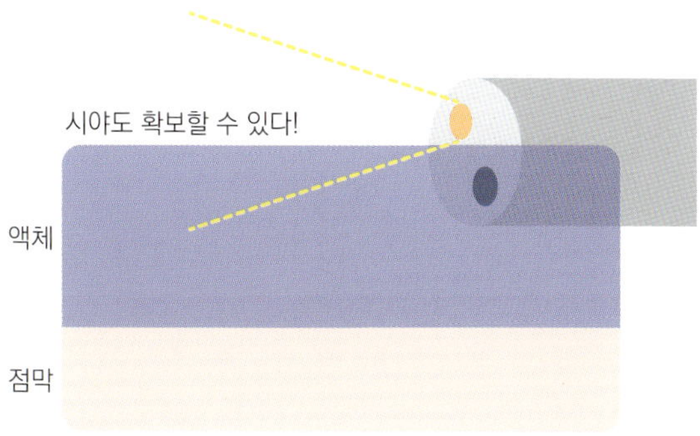

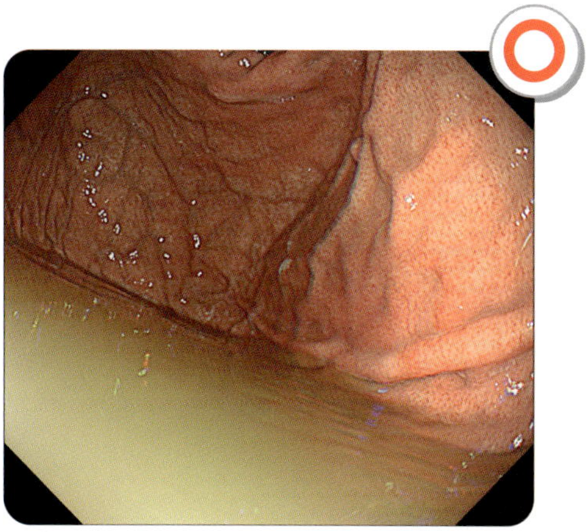

B 시야를 유지한 상태에서 정확하게 흡인할 수 있다.

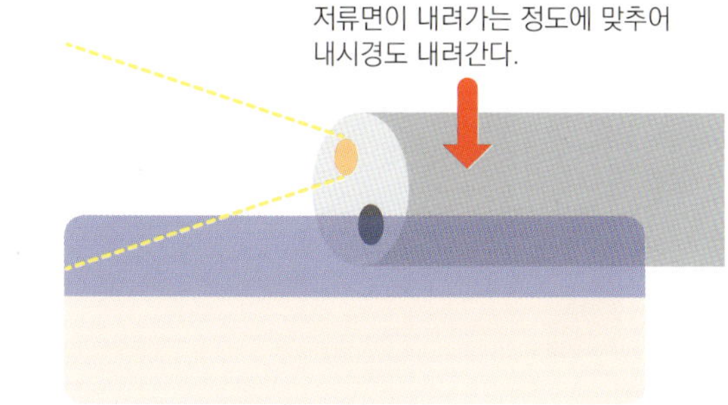

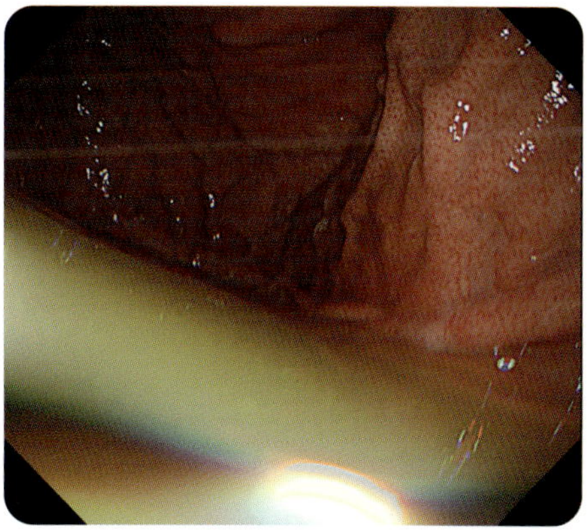

그림 2 ● **접선 방향에서의 흡인**

2 생검의 기술

정확한 병리 진단을 얻기 위해서는 올바른 검체를 채취해야 한다. 여기에서는 정확한 생검을 하기 위한 기술을 배워 보도록 한다. 생검 기술은 추후 클립이나 지혈 겸자에도 적용할 수 있으므로 확실하게 습득하도록 한다.

■ 생검의 순서

확실한 생검 채취를 위해서는 목표 부위를 확실히 정면에서 바라보면서 수행하는 것이 중요하다. 먼저 목표 부위를 **흡인 겸자구 방향(6~7시 방향)으로 설정**한다(그림 3). **그 다음 아래 앵글을 조정하여 목표 부위 조직을 정면에서** 볼 수 있도록 한다.

목표 부위를 이동시키기 위해서는 왼쪽 전완을 이용한 회전 기술과 앵글 조작이 필요하며, 생검 겸자를 스스로 조작하는 방법은 세 가지가 있다(**→제1장-5, p.44~46**). 지금까지 배운 기술만으로도 가능한다. 도전해서 해보도록 한다.

Pitfall 내시경 화면에서 9시에서 3시 방향(화면 상반부)에 목표 부위가 있을 경우 겸자가 7시 방향에서 나오므로 생검 중에 목표 부위를 보기 어려울 수 있다.

A 목표 부위가 9~3시 방향 **B** 목표 부위가 6~7시 방향

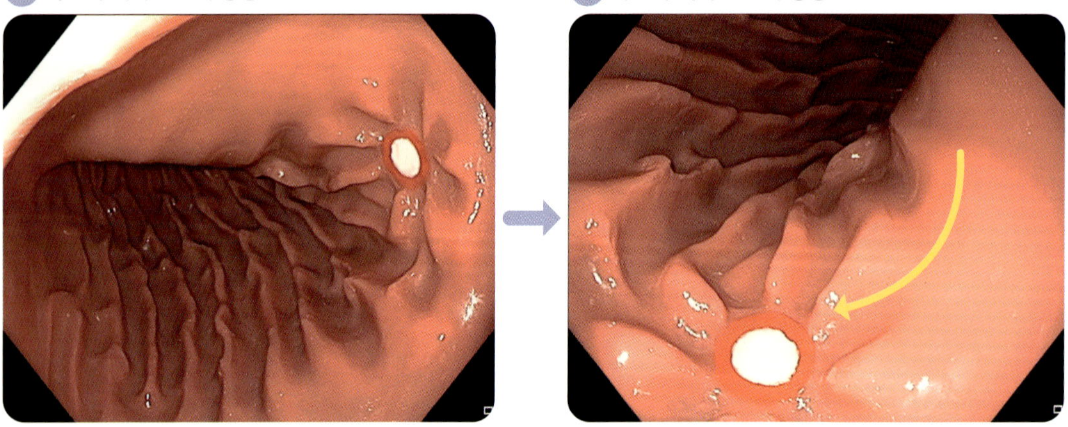

그림 3 ● 목표 부위의 위치 변경하기

대상 조직의 위치를 6~7시 방향으로 변경한 후 생검 겸자로 검체 채취를 진행한다. **겸자를 내시경 선단에서 조금 빼낸 뒤 내시경 본체를 밀어 목표 부위에 가까워지게 한다**(그림 4A, B). **마지막으로 생검 겸자를 다시 약간 누르면서 겸자를 닫는다**(그림 4C). 이러한 순서에 따라 생검을 하면 항상 목표 부위를 확인할 수 있어 확실한 생검이 가능하게 된다.

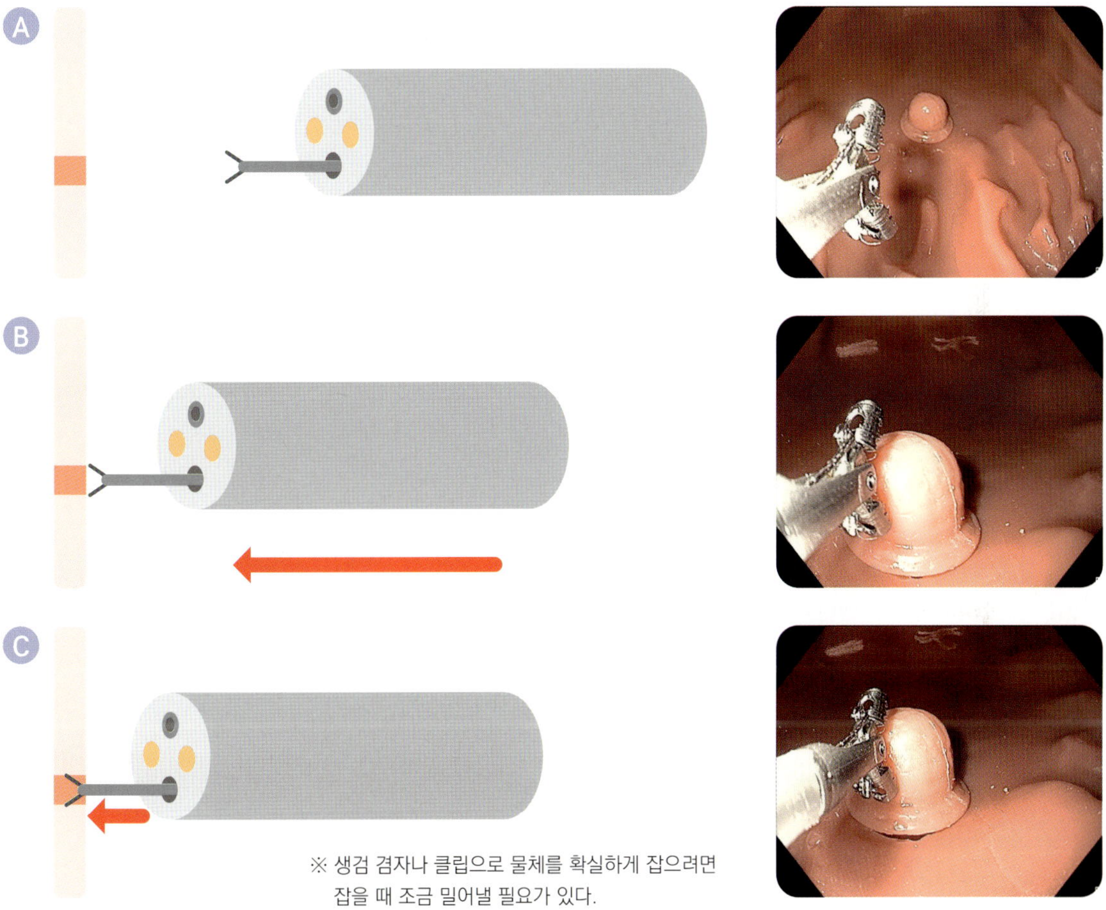

※ 생검 겸자나 클립으로 물체를 확실하게 잡으려면 잡을 때 조금 밀어낼 필요가 있다.
(→제2장-10, 그림 10, p.145).

그림 4 ● 생검의 순서
점막 목표 부위

Pitfall

그림 5와 같이 겸자만을 밀어내며 멀리서 하는 생검은 절대 금지이다. 겸자가 불안정해져 목표 부위에서 확실하게 검체를 채취하지 못할 위험이 있다. 내시경을 목표 부위에 가까이 두고 확실하게 목표 부위를 확인하면서 생검을 해야 한다.

요령

소만에서의 생검은 반전하는 것만으로는 목표 부위가 접선 방향이 되어 미끄러지기 쉬우므로 목표 부위를 정면에서 볼 수 있도록 조정해야 한다. 먼저 반전하여 목표 부위를 확인하면서 내시경을 당긴 뒤 아래 앵글을 적용하면 소만측의 목표 부위라도 정면 시야 확보가 가능해져 확실한 검체 채취가 가능해진다(그림 6). 클립이나 지혈 겸자에도 동일한 기술을 사용할 수 있으므로 반드시 습득해 두자.

그림 5 ● 먼 거리에서의 생검

점막 목표 부위

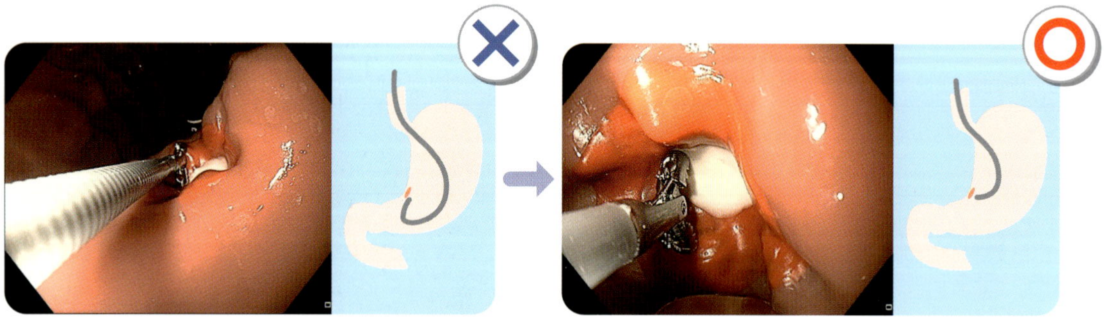

목표 부위에 대해 접선 방향으로 미끄러지기 쉽다.

목표 부위를 정면에서 보면서 확실하게 검체를 채취할 수 있다.

그림 6 ● 소만 병변에 대해 정면 시야를 만드는 방법

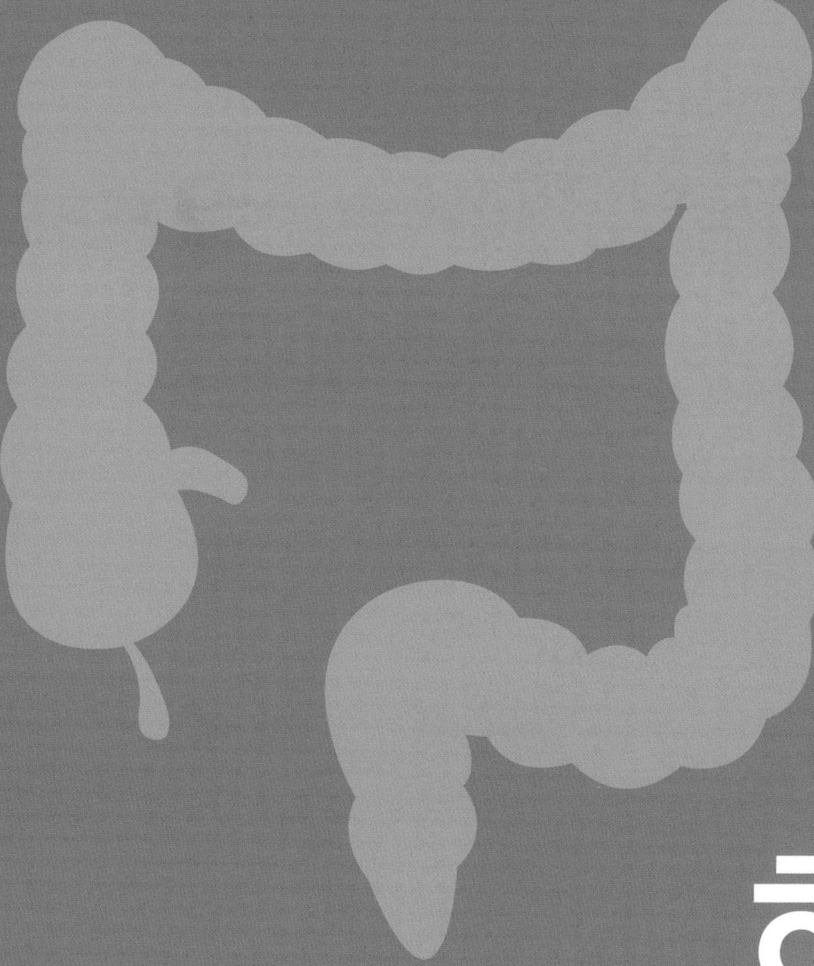

제2장 하부 소화관

대장내시경은 상부 소화관 내시경 섹션에서 배운 기본 기술을 이용하여 시행한다. 기본 기술은 상하부 공통이므로, 상부에서 기초를 확실히 익혔다면 대장 삽입도 어렵지 않다. 상부에서 배운 기술을 확인하면서 대장내시경 기술을 확실하게 습득하자.

1 해부

Point

- 각 부위의 명칭과 결장·직장의 특징을 일러스트를 이용하여 암기하도록 한다.

1 대장의 해부

상부 소화관과 마찬가지로 해부에 대한 정확한 이미지는 기술 향상에 필수적이다. 먼저 해부 명칭을 암기하도록 한다(그림 1, 2).

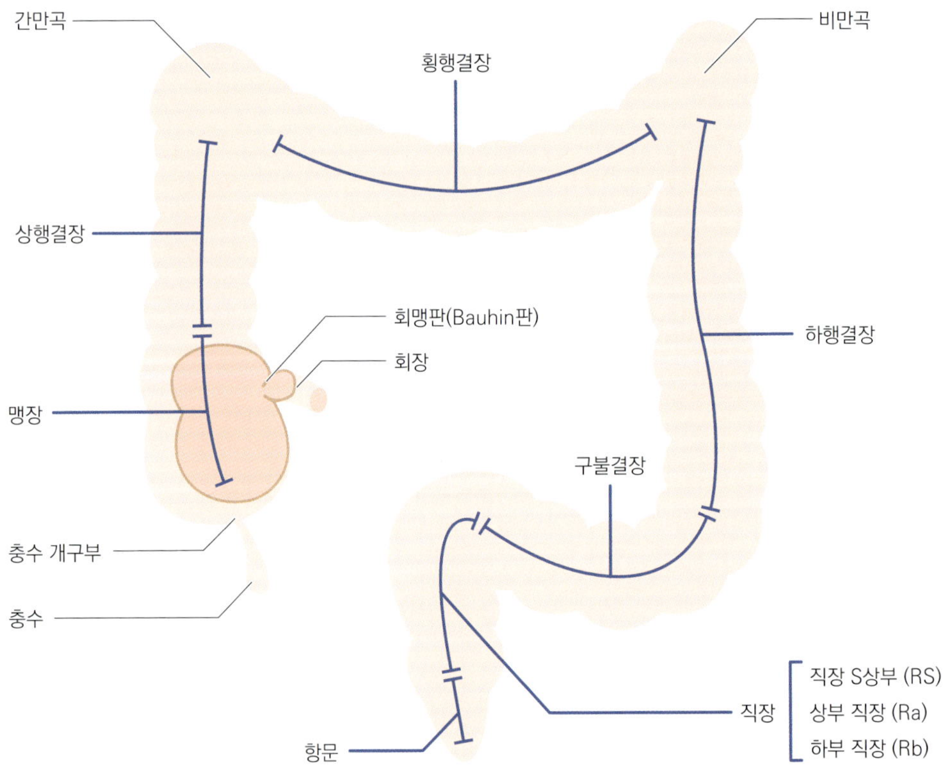

그림 1 ● 결장·직장의 해부

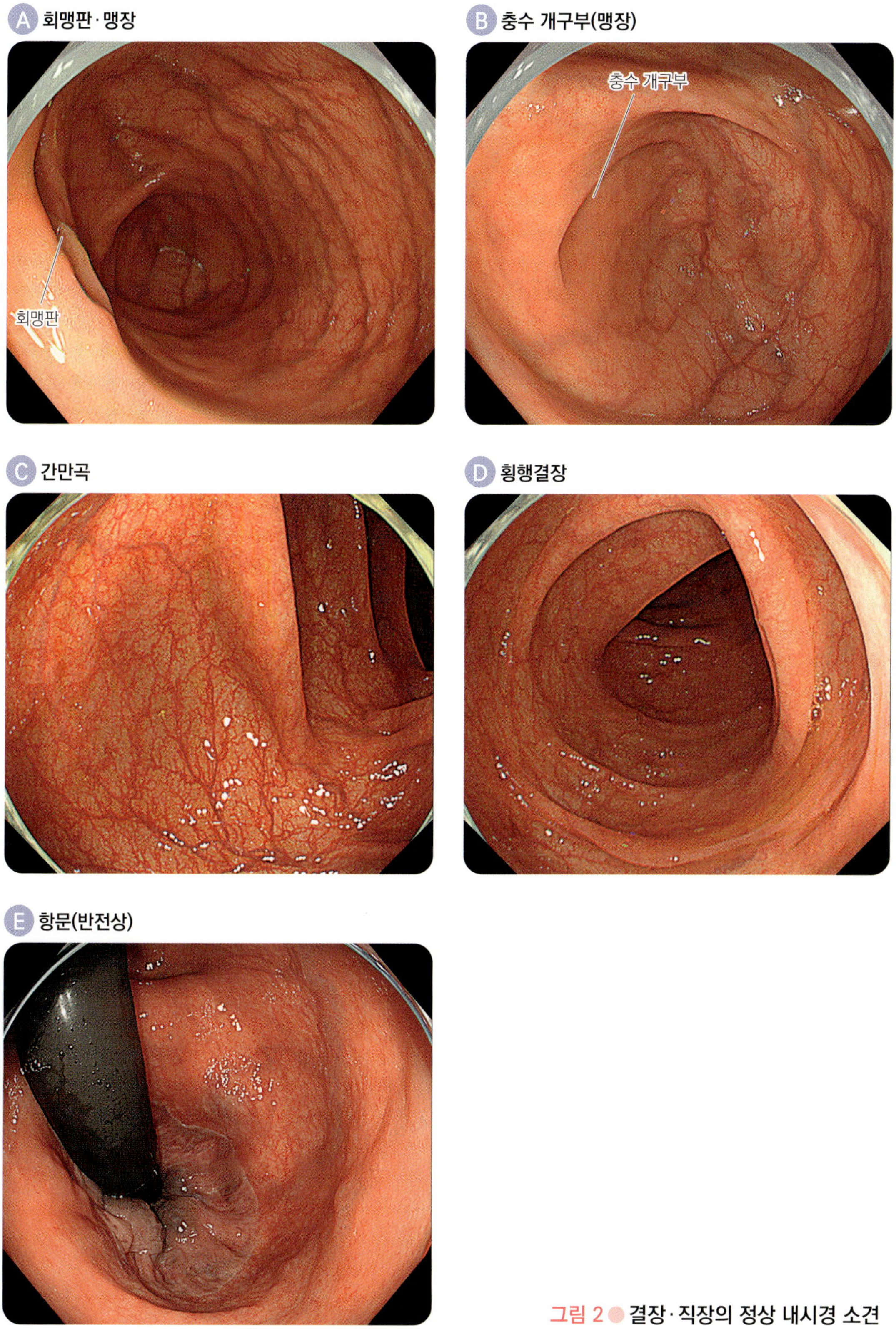

그림 2 ● 결장·직장의 정상 내시경 소견

② 결장·직장의 특징

맹장·상행결장·하행결장·직장은 후복막에 고정되어 있지만, **횡행결장·구불결장은 고정되어 있지 않다**(그림 3). 그렇기 때문에 내시경을 밀어 넣는 삽입만으로는 횡행결장이나 구불결장이 늘어나면서 루프가 형성된다(그림 4). 스코프의 조작성이 현저히 나빠질 뿐만 아니라 통증의 원인이 될 수 있으므로 루프가 형성되지 않도록 삽입하는 방법을 배워야 한다(→**제2장-7, p.116~128**).

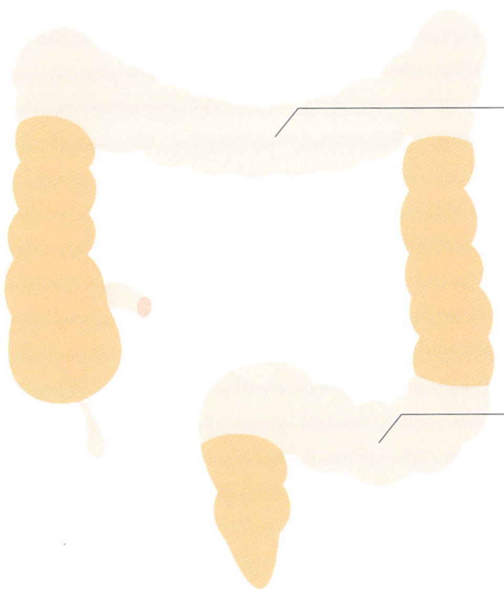

그림 3 ● **대장의 고정 부위**

고정 부위

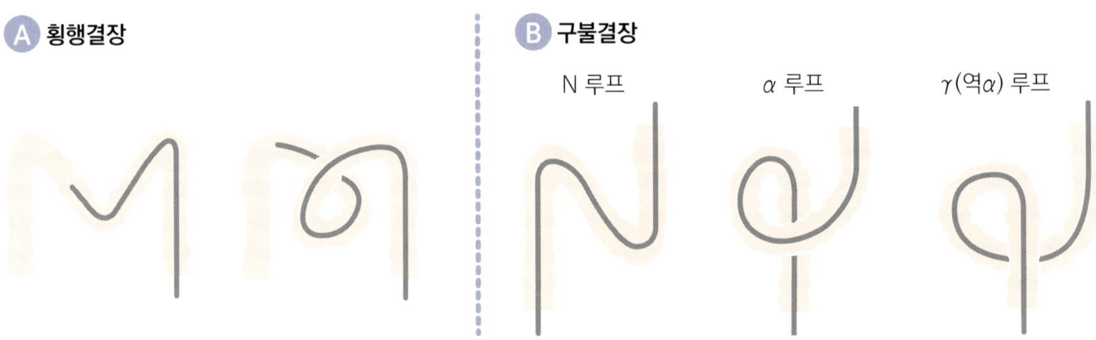

그림 4 ● **루프의 종류**

2 준비

Point

- 검사대, 모니터, 광원 장치는 적절한 위치로 조정한다.
- 내시경은 환자에 맞게 선택한다.
- 선단 후드를 활용한다.

1 내시경실 준비

상부 소화관 내시경과 마찬가지로 편안한 조작이 가능하도록 최적의 환경을 만든다. 또한 이 섹션에서는 대장내시경의 필수 아이템을 확인하도록 한다.

■ 검사대 높이 조정

쾌적하고 효율적인 내시경 조작을 위해서는 **항문과 오른손의 높이가 동일하도록 검사대의 높이를 조정**한다(그림 1). 내시경의 연성관 부분은 검사대에서 늘어뜨리지 말고 위에 놓는다.

A 올바른 높이

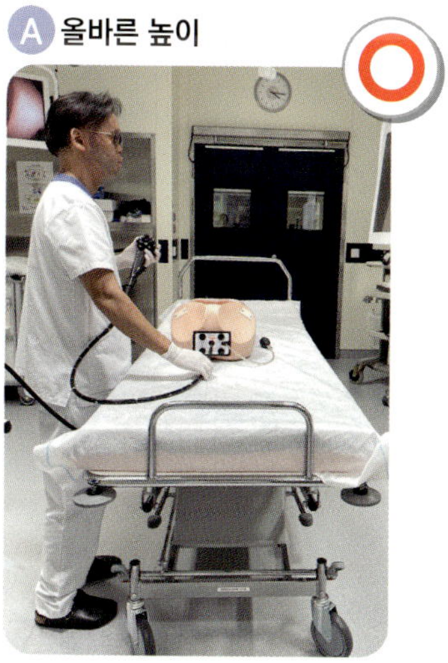

오른쪽 팔꿈치가 약간 구부러져 있고 어깨는 올라가 있지 않다.

B 검사대가 너무 높다.

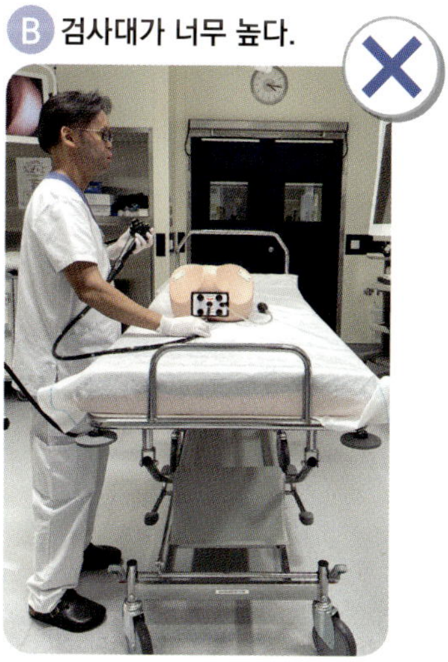

오른쪽 어깨가 올라가 있다.

C 검사대가 너무 낮다.

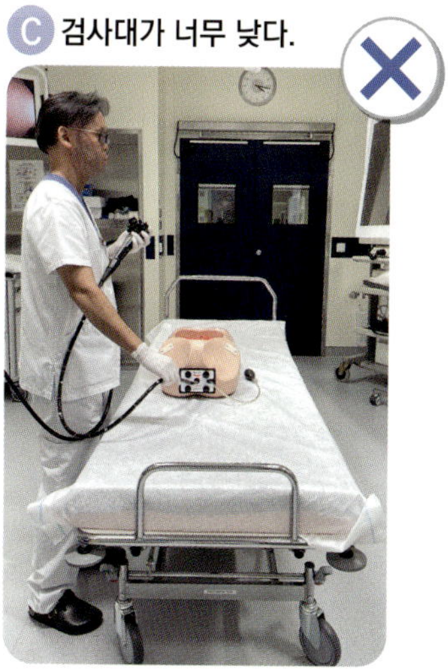

오른쪽 팔이 완전히 펴져 있다.

그림 1 ● 검사대의 높이 조정

■ 모니터의 위치 조정

대장내시경의 경우 왼쪽 방향으로 내시경을 밀어야 하므로, 모니터는 **정면 또는 약간 왼쪽에 배치**한다. 모니터의 높이는 시선 정면에서 15~20° 사이로 조정한다(그림 2). 상부와 마찬가지로, 몸의 방향을 바꿀 때는 모니터 위치를 이동하여 항상 쾌적한 상태를 유지하도록 한다(→**제1장-2, p.23**).

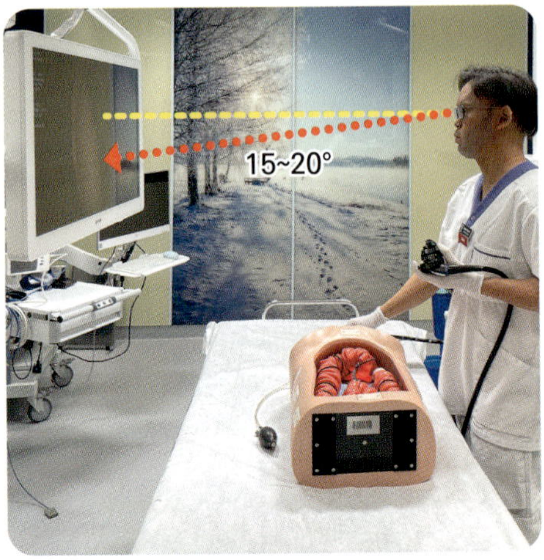

그림 2 ● 모니터의 위치 조정

■ 광원 장치의 위치 조정

광원 장치와의 거리에도 주의해야 한다. 너무 멀어지면 조작부를 잡고 있는 왼손이 universal code에 의해 당겨져서 조작이 어려워진다. **Universal code에 처짐이 생길 정도의 거리로 광원 장치를 가까이 배치한다**(그림 3). 광원 장치는 방에 따라 이동이 어려울 수 있으므로, 좌우 어느 쪽에 두어도 상관은 없다. 중요한 것은 자신과의 거리이다.

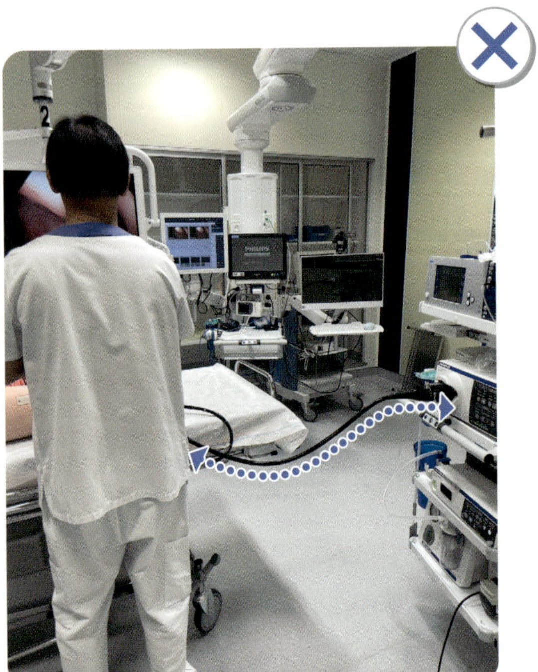

코드에 의해 당겨져 버림

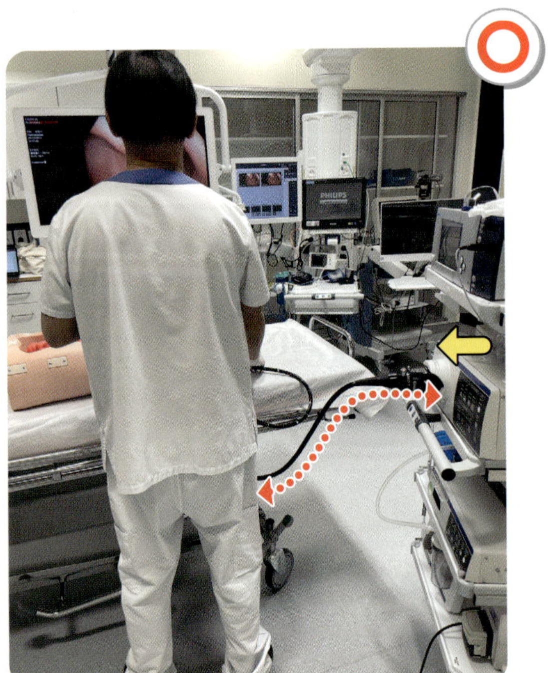

코드에 여유가 있어 조작에 방해되지 않음

그림 3 ● 광원 장치의 위치 조정

2 내시경의 종류

다양한 두께(경도)와 길이의 내시경이 있으며(그림 4, 표 1), 환자마다 적절한 것을 선택한다.

- **두껍고 단단한 내시경**은 결장이 쉽게 늘어나는 환자에게 적합하다.
- **가늘고 부드러운 내시경**은 삽입 시 통증이 심한 환자에게 적합하다.
- **전체 길이가 긴 내시경**은 일반적인 길이의 내시경과 비교 시 조작성이 약간 떨어지므로 기본적으로는 사용하지 않는다. 일반적인 길이의 내시경으로 도달할 수 없는 경우 등에만 사용한다.

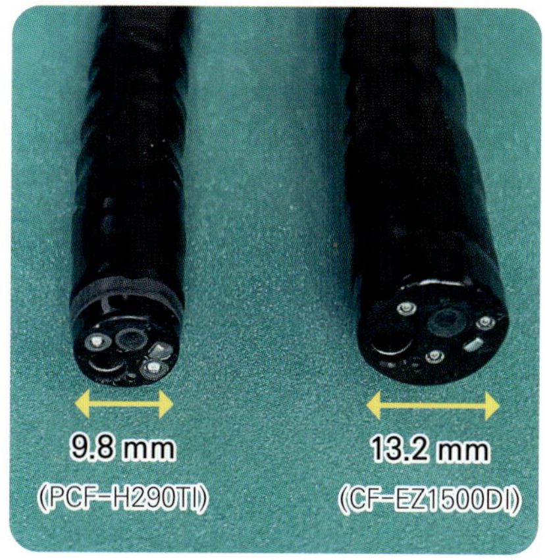

그림 4 내시경 지름의 차이

일반적인 환자의 특징에 따라 어떤 내시경을 선택해야 하는지를 그림 5에 나타내었다.

표 1 제품의 예

	굵고 단단한 내시경 (확대 기능 포함)		가늘고 부드러운 내시경 (확대 기능 포함)		부드럽고 긴 내시경 (확대 기능 없음)	
제품명	EC-L600ZW7	CF-EZ1500DI	EC-L600ZP7	PCF-H290ZI	EC-L600XP7/L	PCF-H290TL
선단 외경	12.8 mm	13.2 mm	11.7 mm		9.2 mm	9.8 mm
유효 길이	1,330 mm		1,330 mm		1,690 mm	1,680 mm
겸자 구경	3.8 mm	3.7 mm	3.2 mm		2.8 mm	3.2 mm

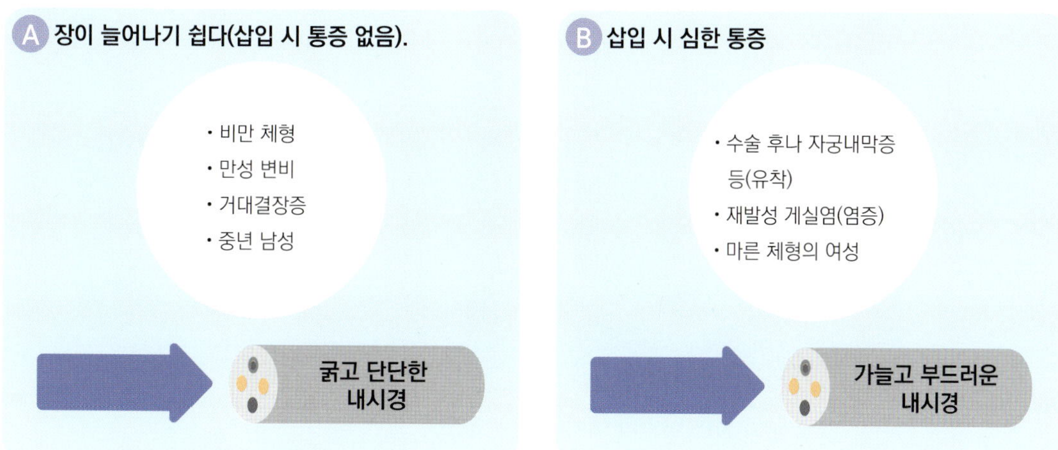

그림 5 환자의 특징과 내시경의 종류

3 선단 후드

내시경의 선단에 부착하는 작은 투명한 기구를 선단 후드라고 한다. 기본적으로 대장내시경 검사·치료 모두에서 사용하며, 일반적으로 **후드를 2~3 mm 정도 내놓은 상태**로 사용한다(그림 6A). 길게 내놓을수록 후드의 장점을 살릴 수 있지만 시야가 좁아지는 단점도 있으므로, **얼마나 내놓을지는 목적에 따라 조정**하도록 한다(그림 6B).

선단이 둥글게 가공되어 저항이 적은 것(그림 7) 등 다양한 종류가 있지만, **배수를 위한 측면 구멍이 있는 제품을 추천**한다. 측면 구멍이 하나인 경우에는 내시경 흡인구의 반대쪽에 위치하도록 부착해야 한다(그림 6A).

A

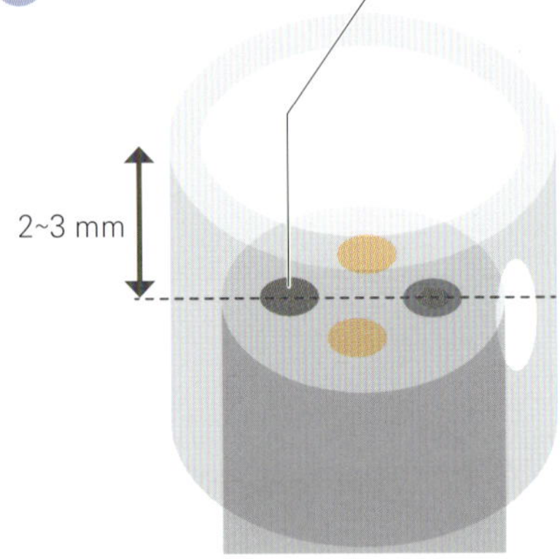

B

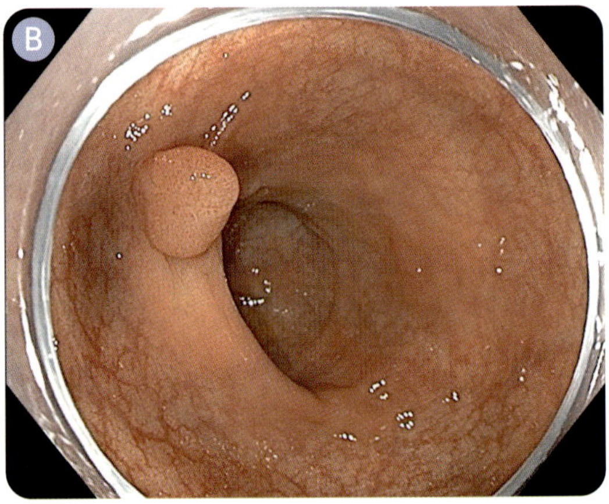

그림 6 ● 내시경 선단 후드 장착도와 사용 시 시야

A 배수구가 1개인 것

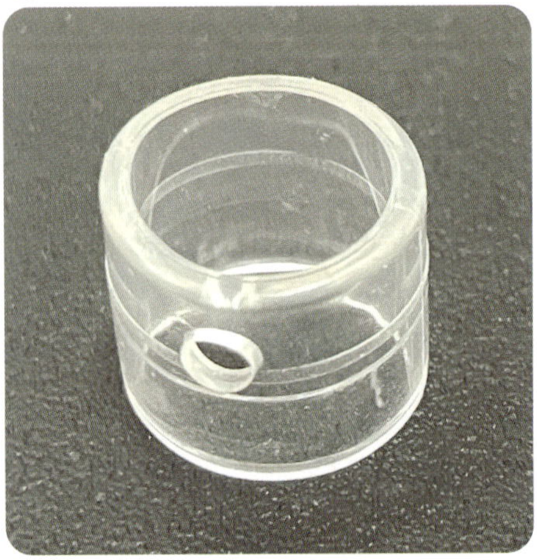

B 여러 개의 배수구가 있으며 선단이 특히 둥근 것

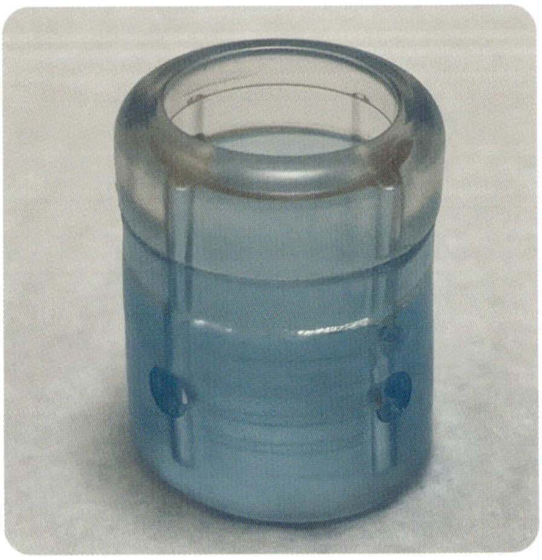

그림 7 ● 선단이 둥근 타입의 내시경 선단 후드

A) D-201(올림푸스 메디컬 시스템즈 주식회사)

B) 몰캡(주식회사 톱)

요령

선단 후드의 장점을 이해하고 사용하자!

후드를 이용하여 점막을 눌러줌으로써 내시경 선단을 안정시킬 수 있다. 주름 뒤쪽을 관찰할 때 주름을 아래(위)로 눌러줌으로써 관찰이 용이해진다(그림 8).

또한 후드를 몇 mm만 내놓고 있어도 내시경 선단이 점막에 닿더라도 항상 시야를 유지할 수 있다. 삽입 시, 특히 구불결장을 통과할 때 큰 도움이 되므로 반드시 익혀두도록 한다(그림 9).

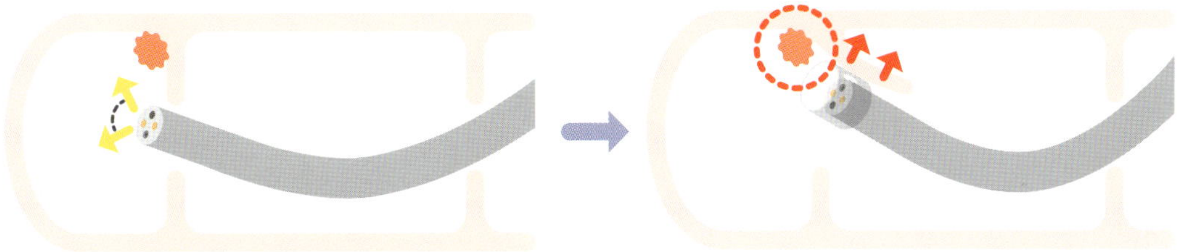

그림 8 ● 후드를 이용한 주름 뒤쪽의 용종 관찰

일반적인 시야에서는 관찰이 어려우므로 주름을 눌러 관찰한다.

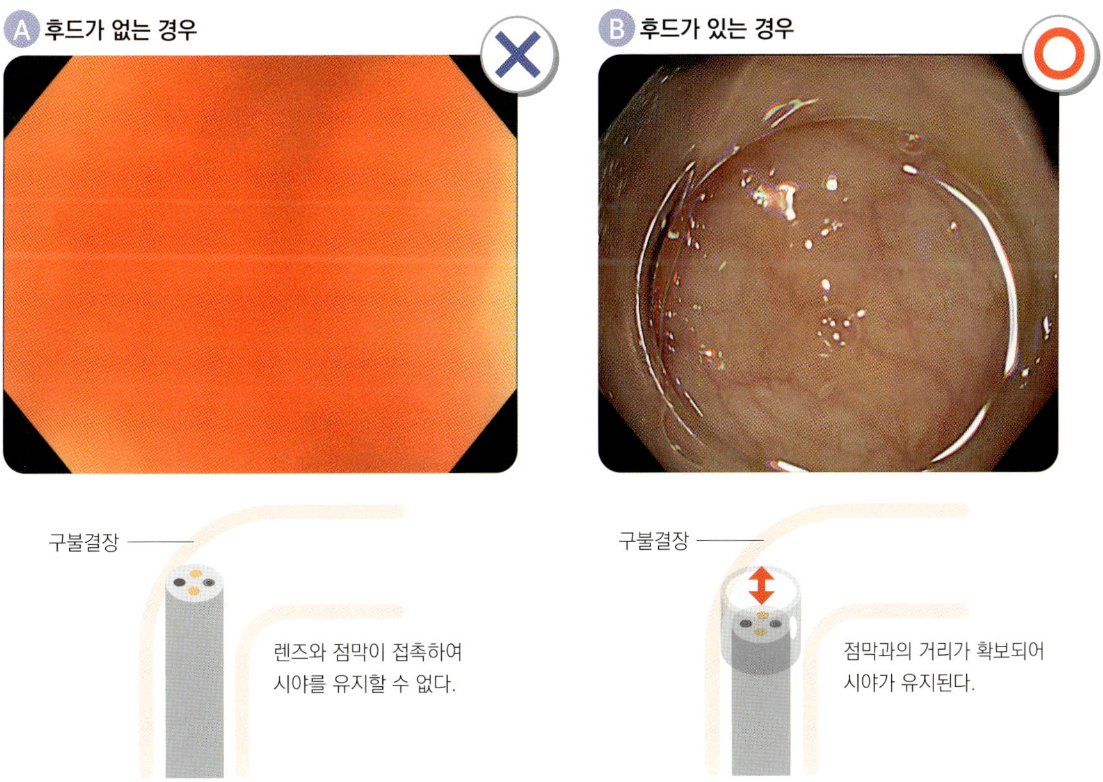

그림 9 ● 후드 유무에 따른 내시경 시야의 차이

Pitfall

후드 내부가 대변으로 막혔을 경우의 대응

대변 등에 의해 후드 내부가 막혔을 경우, 내시경 선단을 점막에 밀착시킨 상태에서 water jet 또는 주사기를 이용하여 강한 압력으로 세정함으로써 후드 내부를 고압으로 세척할 수 있다(그림 10).

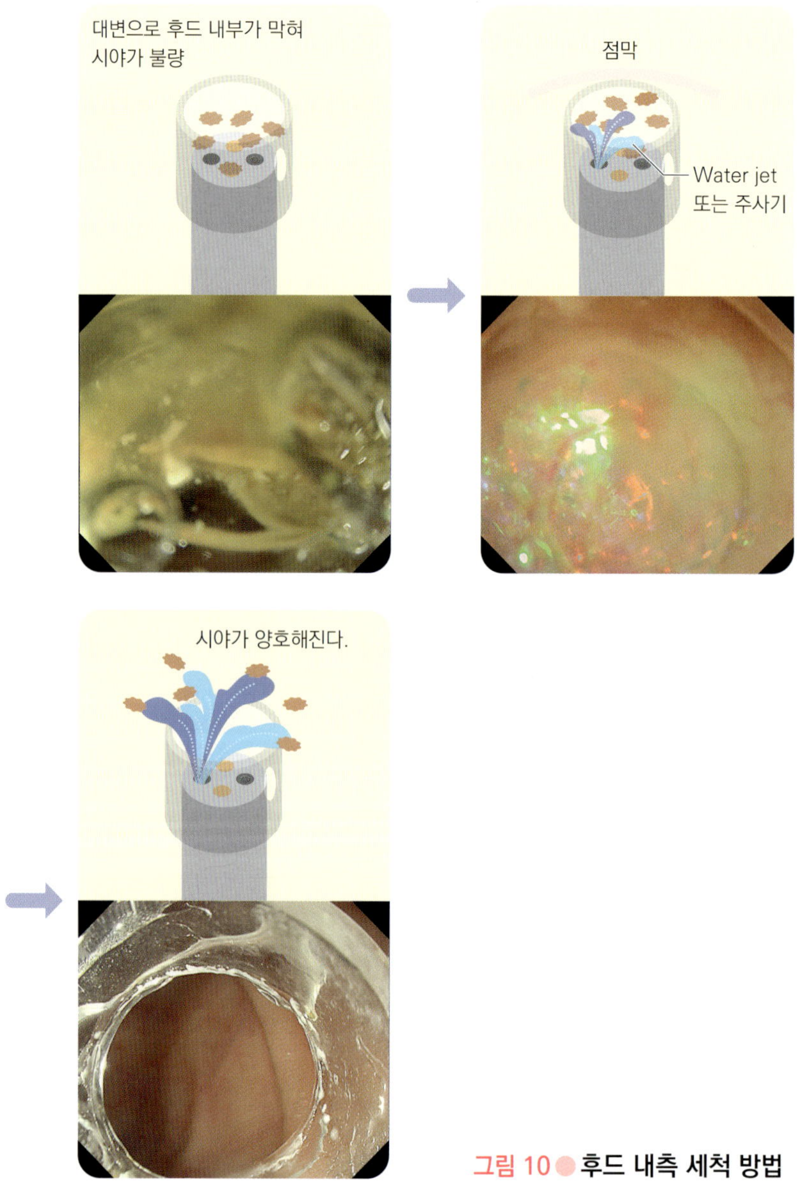

그림 10 ● 후드 내측 세척 방법

4 탄산가스 송기 장치

대장내시경 시에는 **일반적인 송기가 아니라 탄산가스(CO_2)**를 사용한다(그림 11). 정확한 관찰을 위해서는 송기를 통해 장관을 팽창시켜야 하지만, 복부 팽만감 등의 불편함을 수반하게 된다. 따라서 빠르게 흡수되는 CO_2를 사용함으로써 통증을 경감할 수 있다.

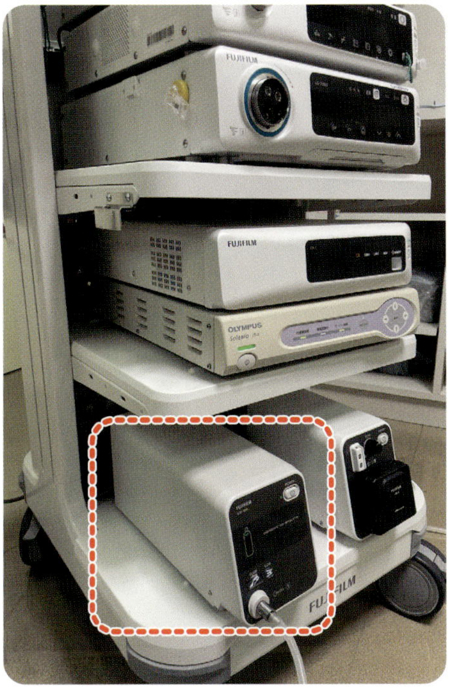

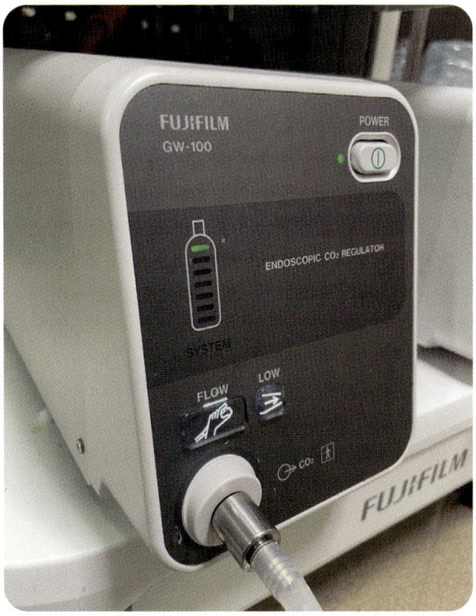

Flow: 송기 가스 스위치
Low : 저유량 가스 송기 스위치

그림 11 ● **탄산가스 송기 장치**

3 내시경 잡는 법

movie 7

Point

- 길이가 긴 내시경이므로 올바르게 잡는 법으로 편안하게 조작하도록 한다.

1 기본 자세

대장내시경은 상부 소화관 내시경보다 길이가 길어 조작이 약간 어렵다. 하지만 올바르게 잡으면 조작이 쉬워진다.

먼저 상부 소화관 내시경과 마찬가지로 **양쪽 겨드랑이를 벌리지 않도록** 하며 **universal code를 왼쪽 전완 내측**에 놓는다(그림 1). 왼손과 왼쪽 전완의 두 군데에서 내시경을 지탱함으로써 왼손에 가해지는 부담을 줄일 수 있다.

A 기본 자세 B 코드를 누르는 방법

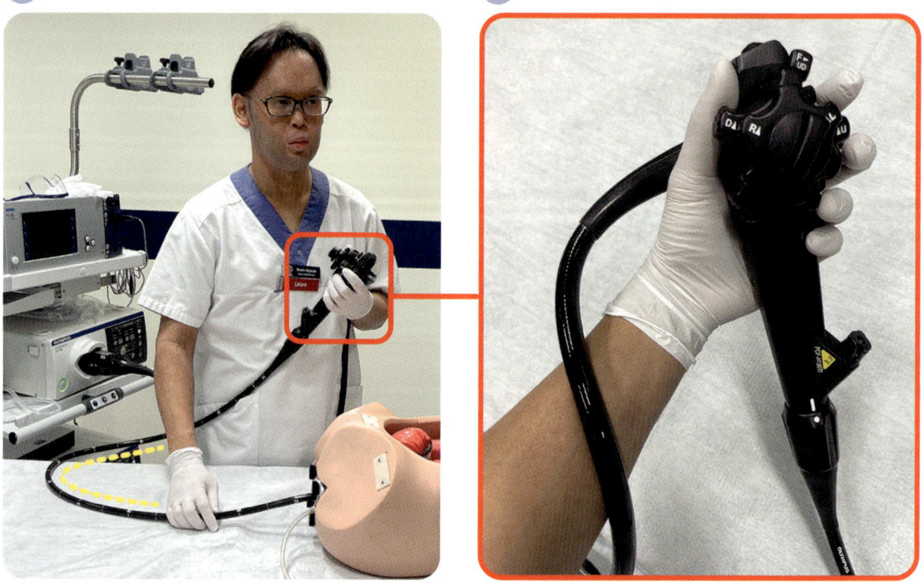

C자 곡선을 유지하고 양쪽 겨드랑이는 벌리지 않는다. 왼쪽 전완의 내측에 코드를 놓는다.

그림 1 ● 기본 자세

2 내시경을 잡는 방법

내시경은 연성관 부분이 오른팔 아래를 지나가도록 잡아야 한다(그림 2A). 대장내시경에서는 오른손을 비트는 동작을 많이 사용하게 되므로 **오른손으로 내시경을 단단히 잡는다.**

요령 내시경의 연성관 부분은 검사대 위에 놓아야 한다. 검사대 밖으로 내시경을 늘어뜨리면 내시경이 처지면서 조작성이 떨어지게 된다. 또한 내시경이 떨어질 위험이 있어 오른손을 뗄 수 없게 된다(그림 2B, C).

A 오른팔 아래로 내시경을 통과시키고 단단히 잡는다.

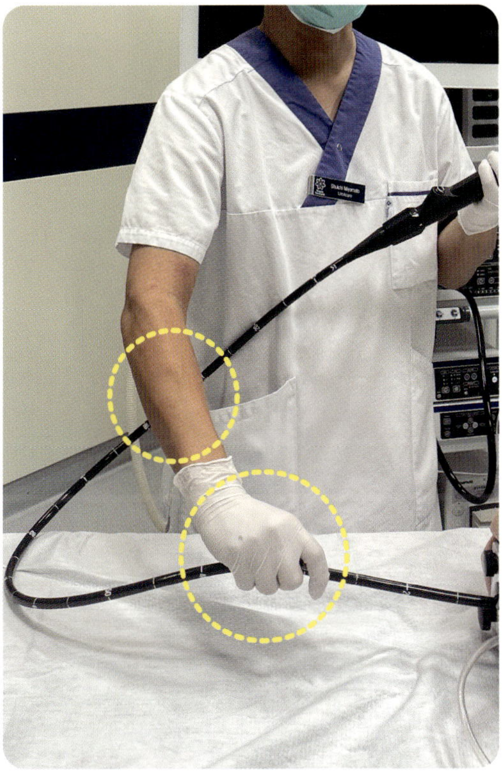

B 검사대 위에 내시경을 올려놓는다.

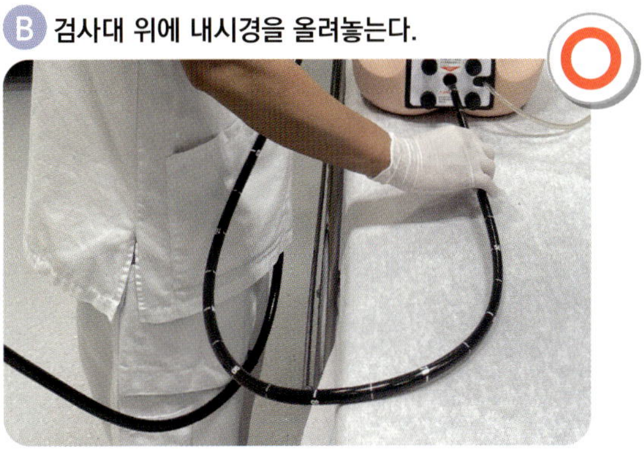

C 내시경이 검사대에서 늘어져 버린다.

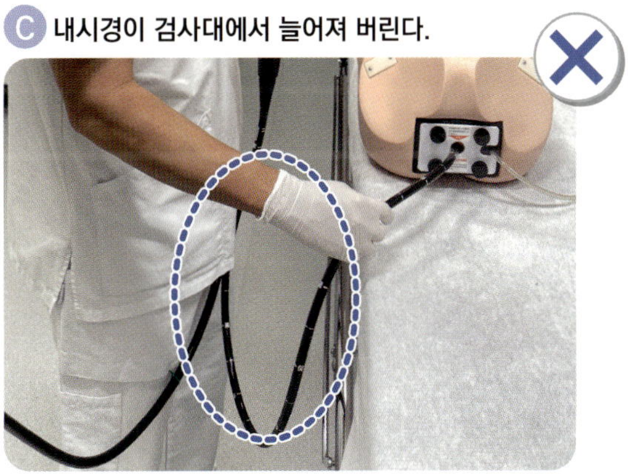

그림 2 ● 내시경을 검사대 위에 놓는다.

3 조작부를 잡는 방법

조작부를 잡는 방법은 상부 소화관의 경우와 동일하다(**제1장-34, p.26, 34~37**). 흡인 버튼과 송기·송수 버튼을 각각 한 손가락씩 사용하여 동시에 사용할 수 있도록 한다. **검지를 흡인 버튼, 중지를 송기·송수 버튼**에 놓는다(그림 3B).

요령

대장내시경에서는 관찰뿐만 아니라 장의 단축에도 사용되므로(**제2장-6, p.113**) 장관 내 공기나 장액을 흡인하는 것이 중요하다. 하지만 대장 점막은 흡인되기 쉬우므로, 흡인 시에는 송기를 병행하여 점막 흡인을 피하도록 한다(**그림 3**).

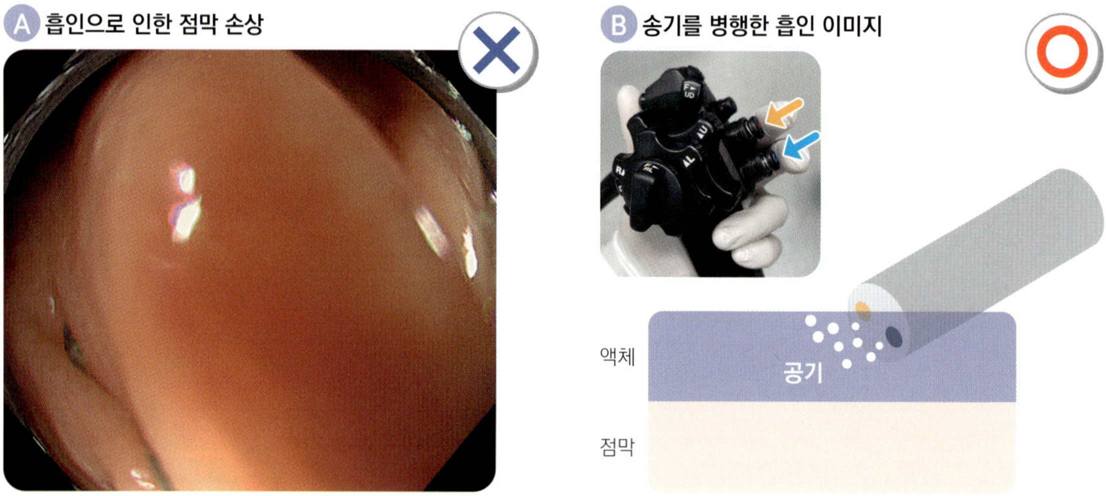

그림 3 ● **송기를 병행한 흡인으로 점막 손상 방지**

4 내시경 조절

movie 8

Point

- 오른손의 비틀림(토크)을 이용한다.
- 'C자 곡선'을 유지하여 효율적으로 내시경을 조절한다.

1 내시경 움직임의 기본

대장내시경도 내시경의 "움직임 기전"은 동일하며, **'전후 동작'**, **'회전 동작'**, **'상하좌우 앵글 동작'**이라는 세 가지 움직임으로 이루어져 있다(그림 1). 세 가지 움직임을 동시에 사용함으로써 루프를 만들지 않는 삽입이 가능하게 되므로 확실하게 익혀 두도록 한다.

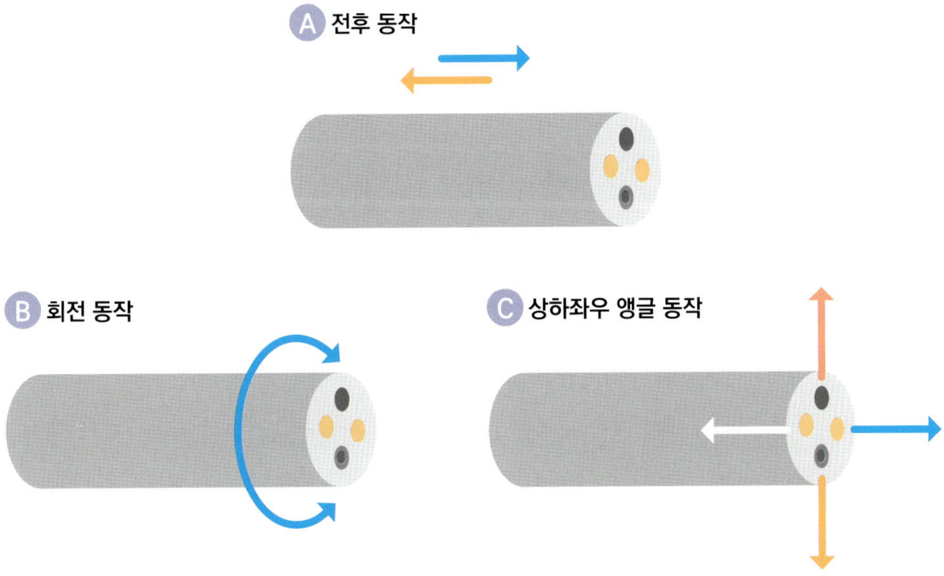

그림 1 내시경의 기본 동작

2 전후 동작

전후 동작은 **항문에서 약 20 cm 위치를 단단히 잡고, 내시경을 밀고 당기면서** 수행한다. 오른손으로 내시경을 곧게 밀기 위해서도 환자가 멀어지지 않도록 한다(그림 2). 또한 검사대를 조정하여 오른손이 항문과 같은 높이에 오도록 하면, 전후 동작이 방해받지 않고 부드럽게 내시경을 움직일 수 있다.

요령 오른손을 가볍게 오른쪽으로 비틀면서 밀면 토크가 걸려 내시경이 단단해지고 밀기가 쉬워진다.

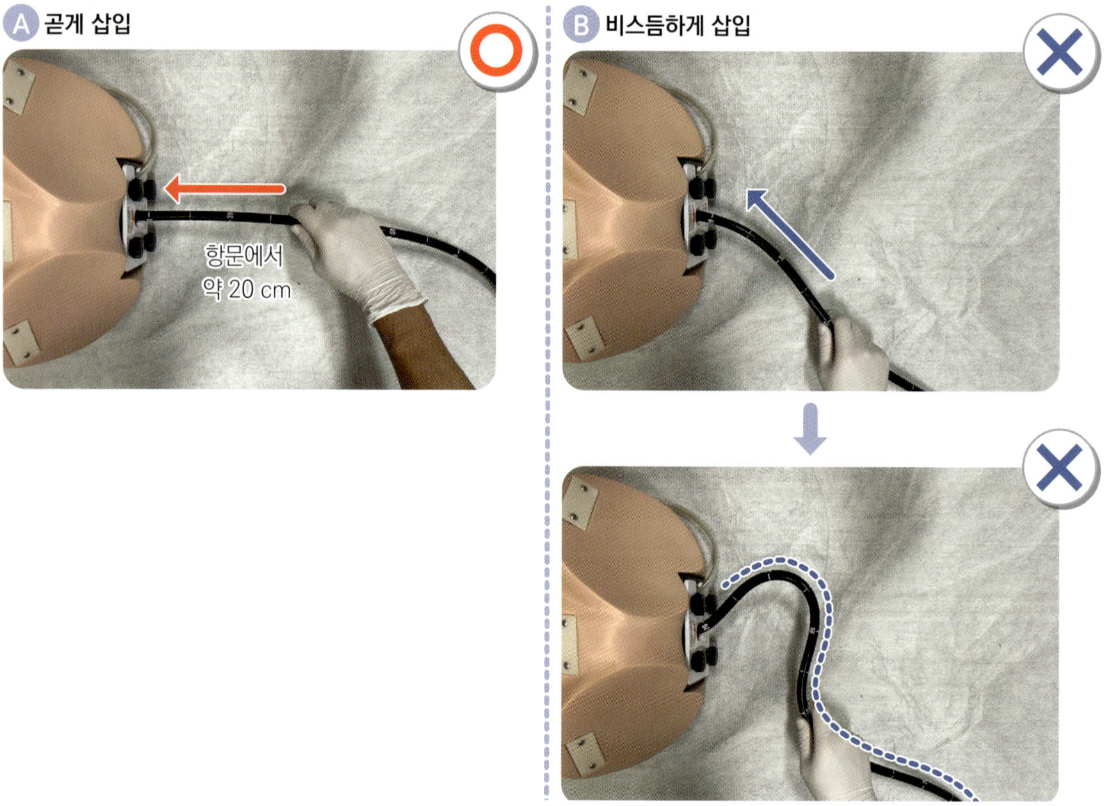

그림 2 ● 내시경의 전후 동작

비스듬하게 삽입하면 저항이 생겨 그대로 밀면 내시경이 휘어져 버린다.

③ 회전 동작

내시경의 회전 동작은 **'오른손의 비틀기(토크)'**, **'왼쪽 손목의 굴곡·배굴'**, **'왼쪽 전완의 굴곡·신전'** 동작으로 수행한다(그림 3).

대장내시경에서는 **'오른손의 비틀기(토크)'를 기본으로 하면서, 왼쪽 손목과 전완을 이용해 내시경을 회전**시킨다. 오른손의 비틀기를 이용한다는 점이 상부 소화관 내시경과의 차이점이다.

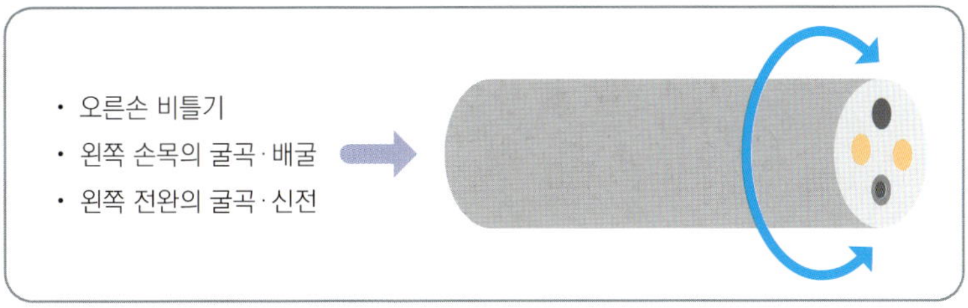

그림 3 ● **내시경을 회전시키는 방법**

■ 오른손의 비틀기(토크)

오른손을 비트는 것으로 내시경을 회전시킬 수 있으며(그림 4), 삽입 시에는 주로 오른손의 비틀기를 사용한다. 그러나 생검 등의 처치 시에는 오른손을 떼고 내시경을 조절해야 하므로, 오른손뿐만 아니라 왼쪽 손목과 왼쪽 전완을 이용하여 회전시키는 기술이 중요하게 된다.

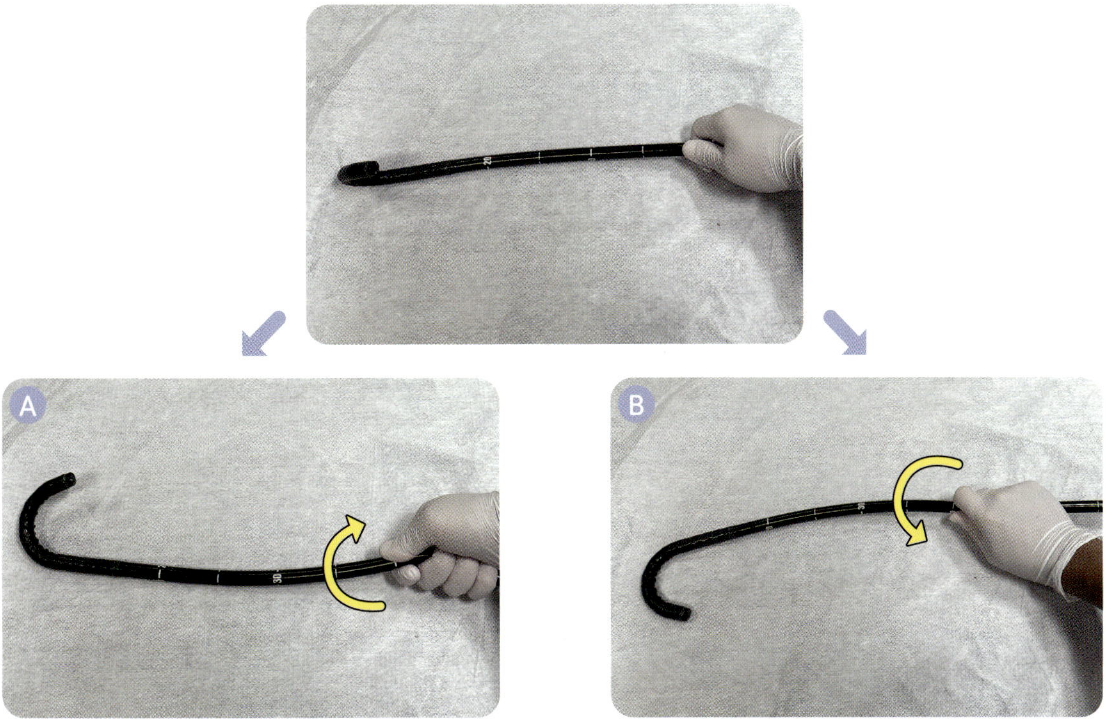

그림 4 ● **오른손을 이용한 내시경의 회전**

■ 왼쪽 손목의 굴곡·배굴

왼쪽 손목을 굴곡·배굴시킴으로써 내시경을 회전시킬 수 있다(그림 5). 내시경을 작게 회전시킬 수 있으므로 **생검·지혈 등의 디바이스를 사용할 때 "목표 위치의 미세 조정"에는 왼쪽 손목을 이용한 회전이 유용**하다.

요령

손목을 굴곡함으로써 오른쪽으로, 배굴함으로써 왼쪽으로 내시경을 회전시킬 수 있다. 이 때 회전에 방해가 되지 않도록 오른손의 손잡이를 느슨하게 해주도록 한다.

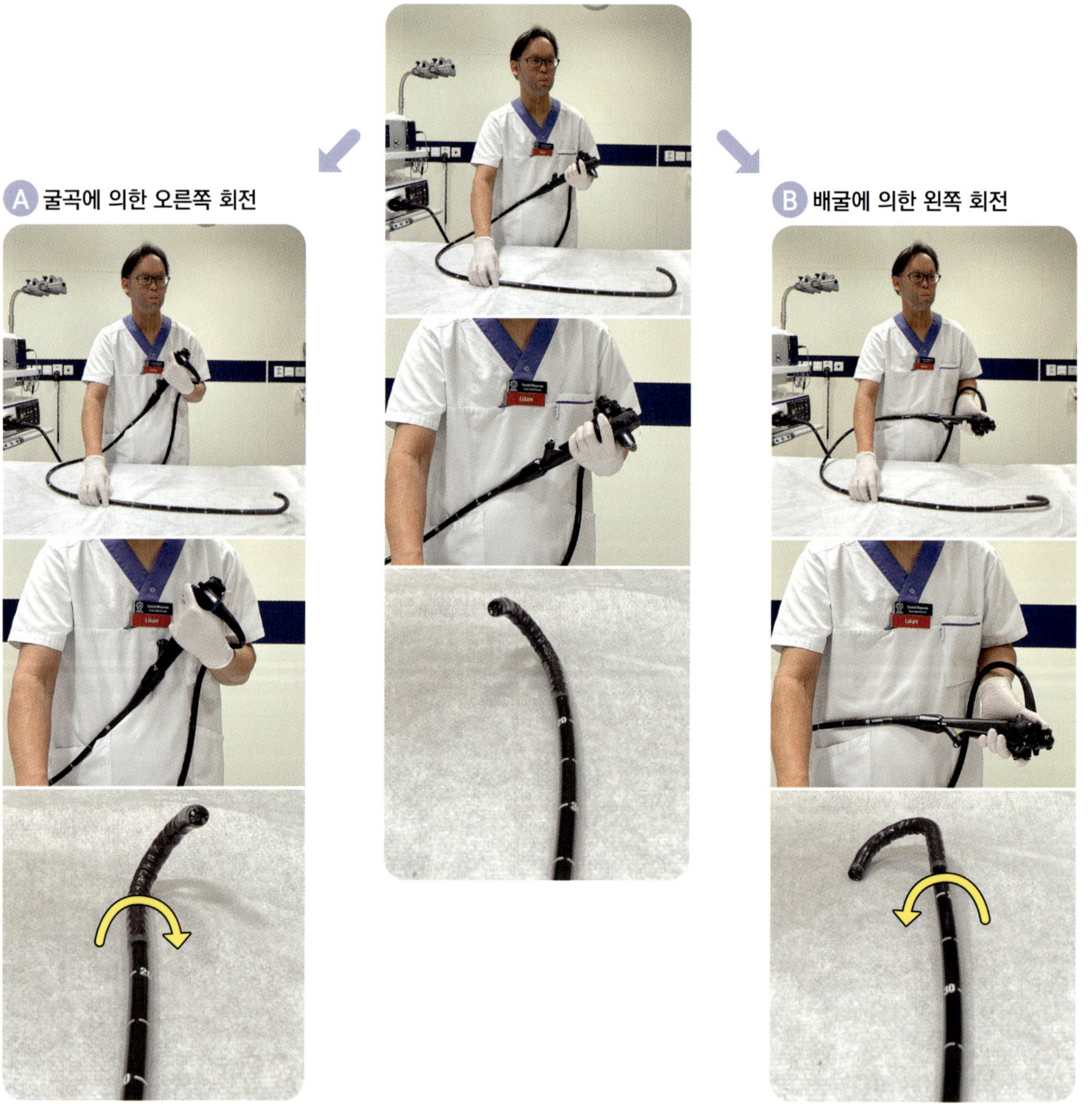

그림 5 ● 왼쪽 손목을 이용한 내시경 회전

■ 왼쪽 전완의 굴곡·신전

왼쪽 전완을 굴곡·신전시켜 내시경을 크게 회전시킬 수 있다(그림 6). **용종 등의 목표 위치를 6시 방향으로 이동시키거나(→제2장-10, p.137), 관강의 진행 방향을 3~6시 방향으로 변경하고자 할 때(→제2장-7, p.119)** 유용하다.

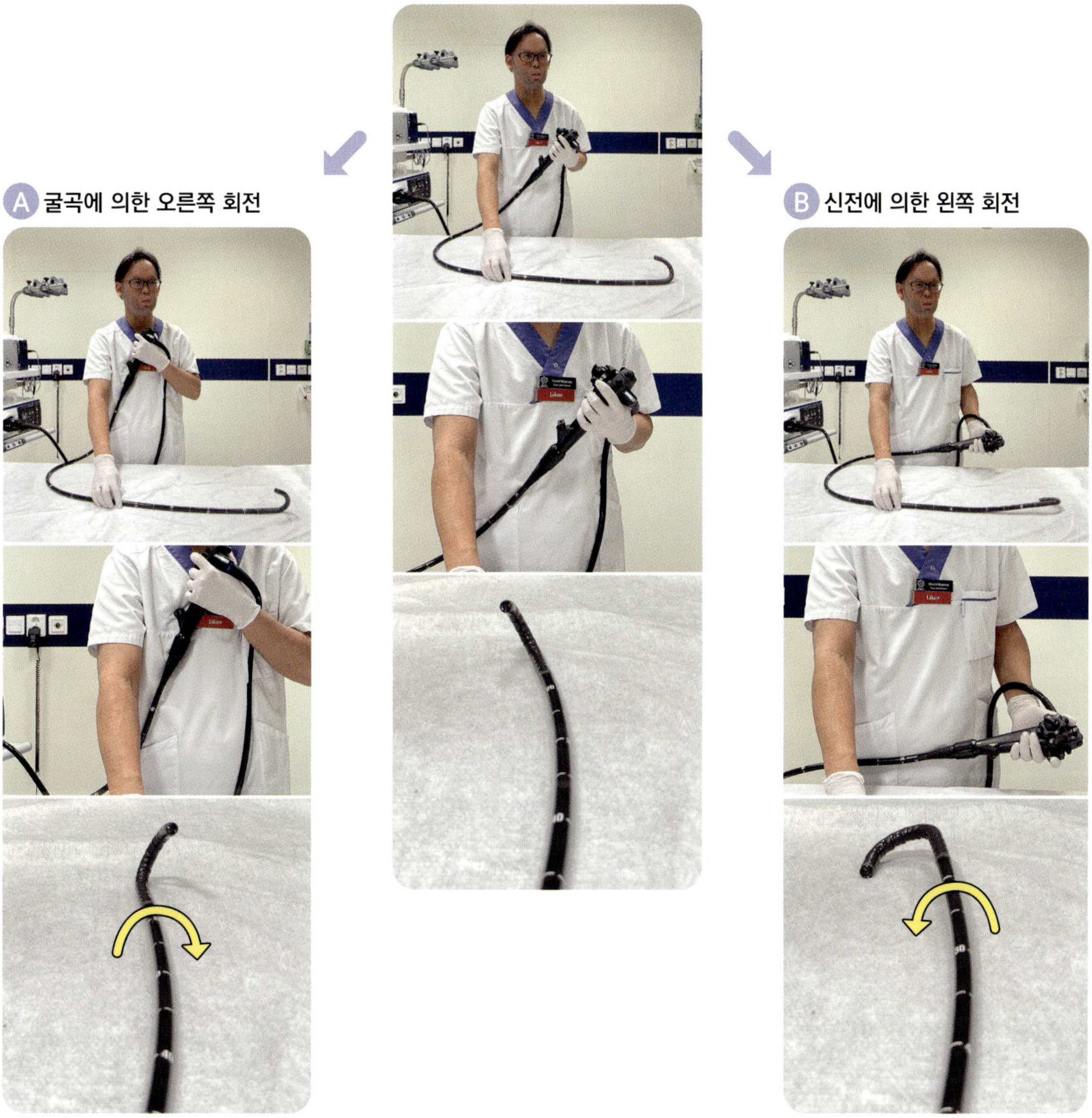

그림 6 ● 왼쪽 전완에 의한 내시경 회전

■ 왼쪽 손목과 왼쪽 전완의 조합

왼쪽 손목 또는 왼쪽 전완의 움직임만으로 내시경의 회전이 충분하지 않을 경우, 두 동작을 함께 사용한다.

왼쪽 전완을 오른쪽 어깨까지 굴곡시키고, 추가로 왼쪽 손목을 굴곡시킨다. 신전시킬 때도 동일한 방식으로 적용한다. 이러한 조합으로 간단하게 360° 회전이 가능하다.

요령

몸의 방향을 바꾸어 회전시키기

병변 부위에 따라서는 큰 회전이 필요하며, 왼팔을 크게 좌우로 돌린 상태를 유지해야 하는 상황이 있다. 이럴 때는 팔의 굽힘 상태를 유지한 채로 몸의 방향을 바꾸어 본다. 아울러 모니터를 이동함으로써 내시경 화면을 유지한 채 내시경을 정면에서 잡을 수 있고 조작도 간단해진다(그림 7). 어느 방향이 가장 편한지 몸의 방향을 조정해 본다.

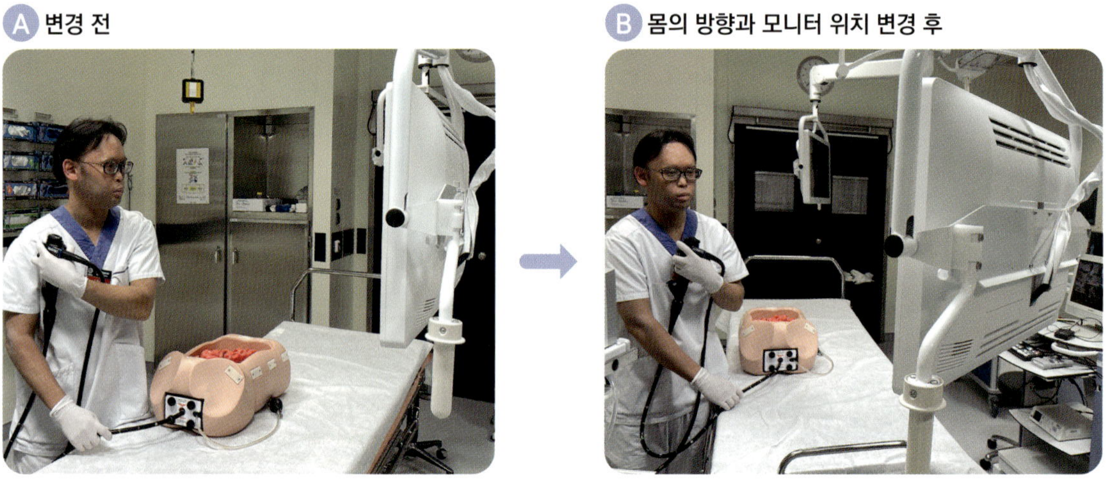

그림 7 ● 왼팔을 크게 굽힌 상태를 유지해야 하는 경우의 대응

4 상하좌우 앵글 동작

상부 소화관 내시경에서 배운 것처럼 상하좌우 동작은 앵글 knob를 이용하여 조작한다. 대장내시경에서도 앵글 조작은 매우 중요하다. 확실히 익혀 두도록 한다.

요령

상하좌우 앵글 동작의 요점(제1장-4, p.34~37 참조)

- 왼손 1개로 조작하며, 상하 앵글 knob는 엄지손가락의 제1관절, 좌우 앵글 knob는 엄지손가락의 끝을 사용한다(그림 8).
- 상하좌우 동작을 동시에 수행하거나 촬영할 경우 중지나 약지로 상하 앵글 knob를 고정하고 엄지손가락으로 좌우 앵글 knob나 버튼 조작을 한다(그림 9).
- 좌우 앵글 knob에 엄지손가락이 닿지 않는 경우는 잡는 방법을 확인하고, 그래도 닿지 않으면 앵글 knob attachment를 사용한다.

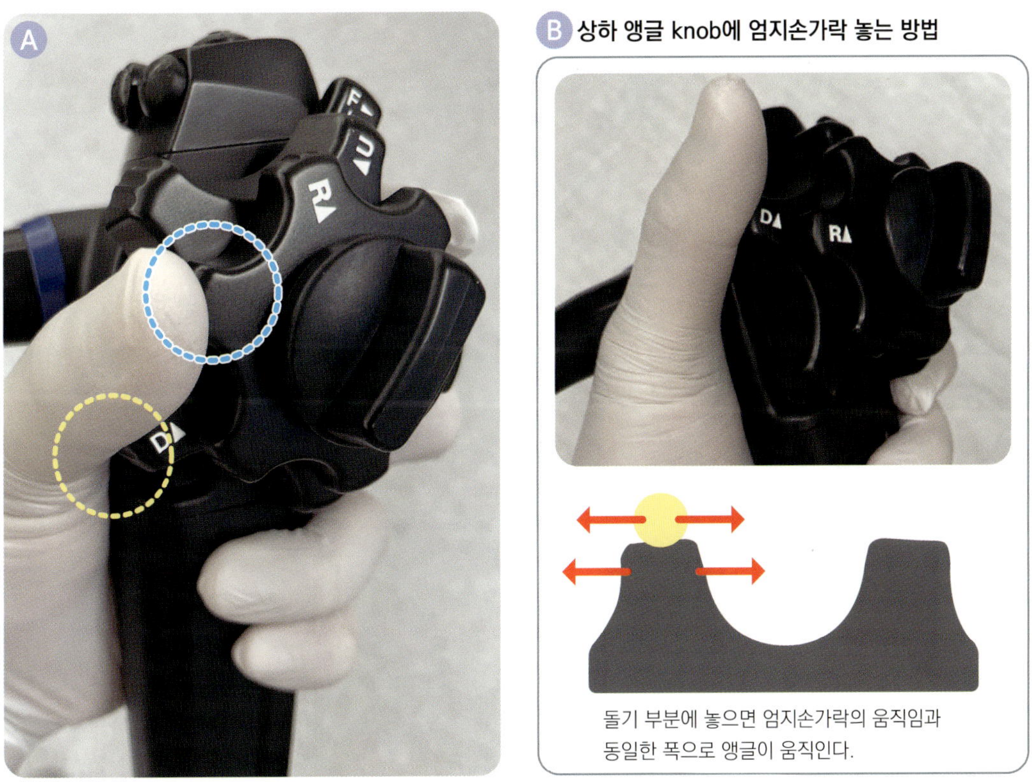
A
B 상하 앵글 knob에 엄지손가락 놓는 방법
돌기 부분에 놓으면 엄지손가락의 움직임과
동일한 폭으로 앵글이 움직인다.

그림 8 앵글 knob에서 손가락 사용법

(노란 점선): 엄지손가락의 제1관절은 상하 앵글 knob

(파란 점선): 엄지손가락 끝은 좌우 앵글 knob

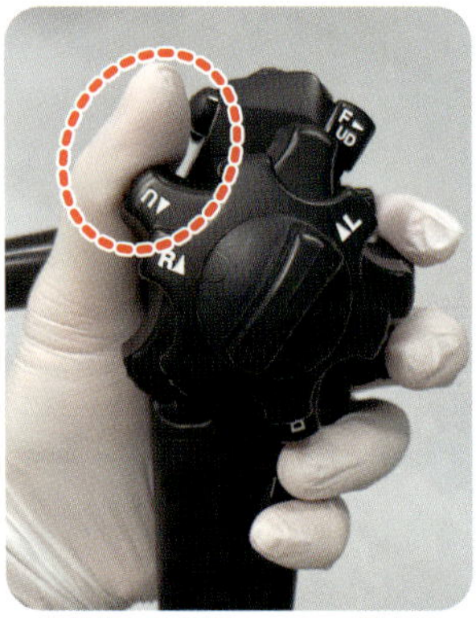

엄지손가락으로 상하 앵글을 조작한다.

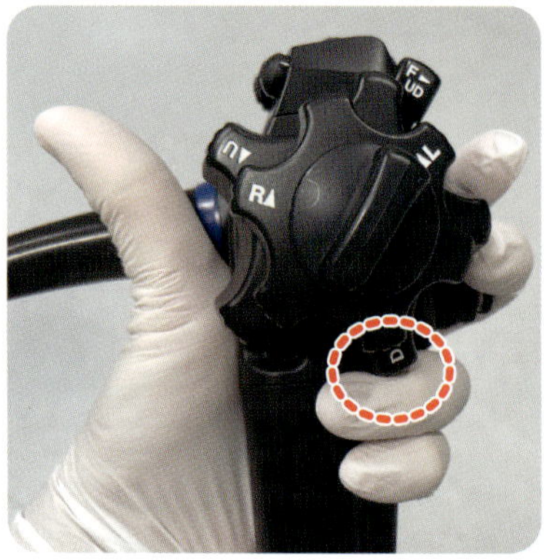

중지나 약지로 상하 앵글을 고정, 엄지손가락을 상하 앵글에서 떼어낼 수 있다.

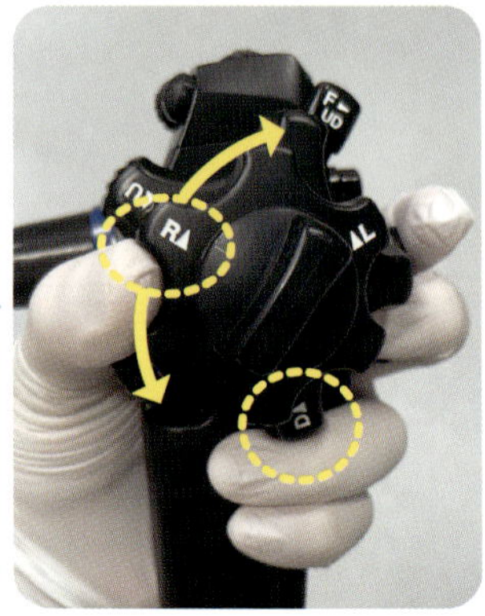

상하 앵글을 고정한 상태에서 좌우 앵글을 이용한다.

그림 9 ● **상하·좌우 앵글 동시 사용 방법**

5 C자 곡선

왼손과 항문 사이에서 내시경 형태를 **'C자 곡선'으로 만들면**(그림 10), **왼팔이나 왼쪽 손목의 움직임이 내시경 선단에 전달되어 효율적으로 내시경을 회전**시킬 수 있다.

A C자 곡선을 유지하고 있다.

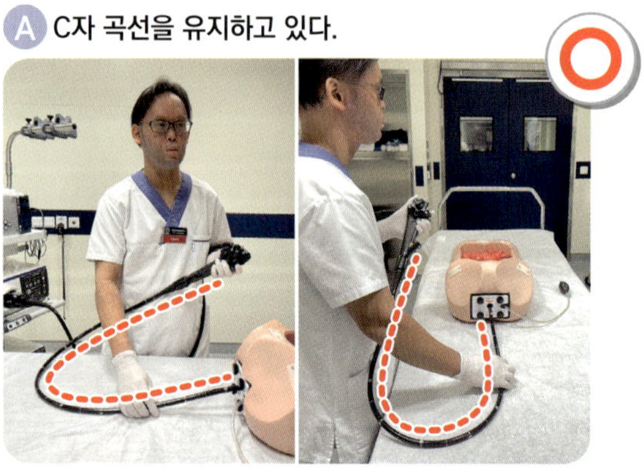

B 처짐이 있다.

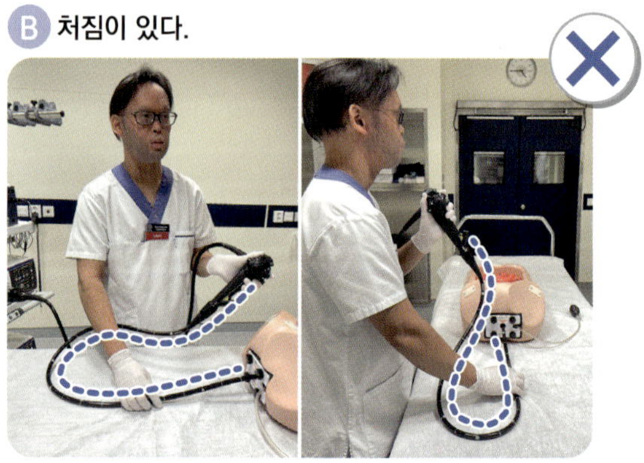

그림 10 ● **C자 곡선**

Pitfall

'C자 곡선'을 유지하지 못한 상태

왼손과 항문 사이를 'C자 곡선'으로 유지하지 못하는 경우, 왼팔이나 손목의 움직임이 내시경 선단에 전달되지 않아 크게 움직이더라도 내시경 화면이 변하지 않는다(그림 11).

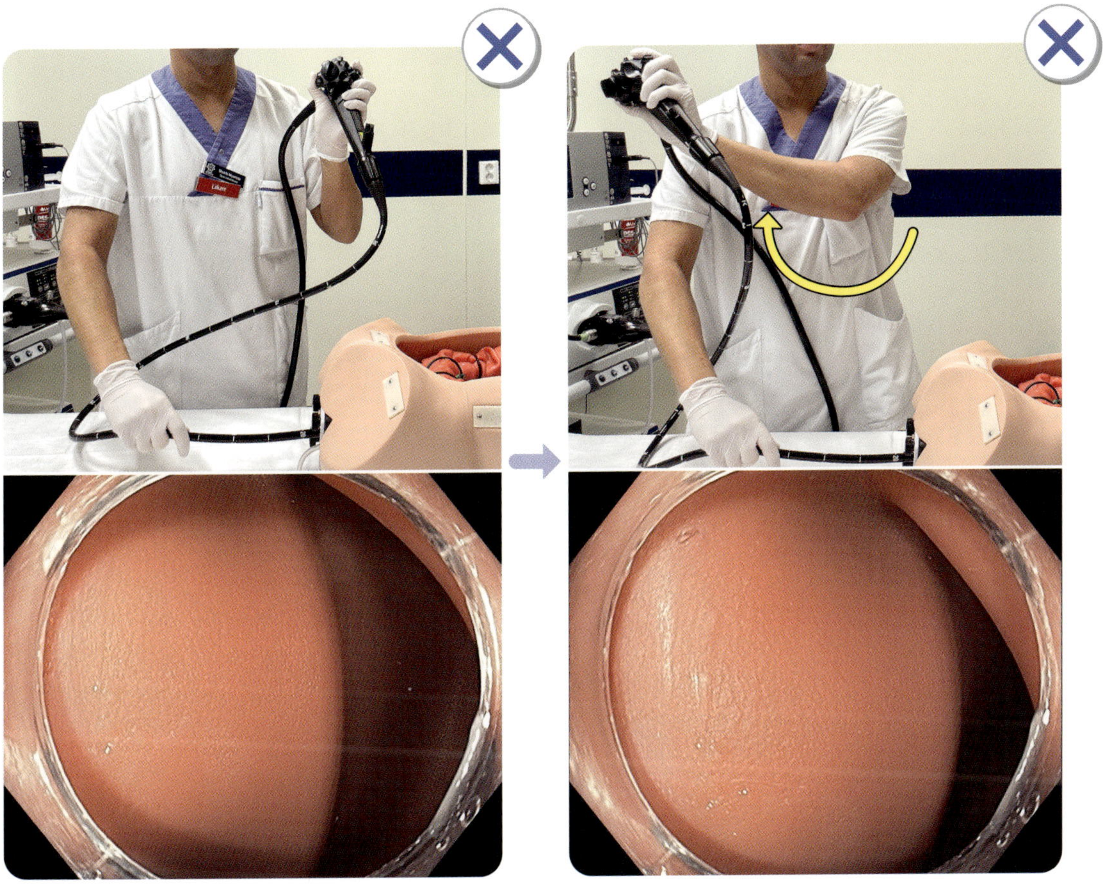

그림 11 ● C자 곡선을 유지하지 못한 상태에서 내시경 회전

S자 곡선을 이루고 있으면 내시경이 부드럽게 움직이지 않는다.

■ 어떻게 'C자 곡선'을 유지할까?

상부 소화관과 마찬가지로 기본 자세를 유지하고 **검사대의 높이를 조정**한다. 또한 왼쪽 손목을 위쪽으로 굴곡(요굴)하면 'C자 곡선'이 사라지고 'S자 곡선'이 된다. 왼쪽 손목은 항상 'neutral' 또는 '아래쪽으로 굴곡(척굴)'시켜 주도록 한다(그림 12). 내시경 화면뿐만 아니라 **항상 손목의 형태에도 신경쓰면서 'C자 곡선'을 유지**하도록 한다.

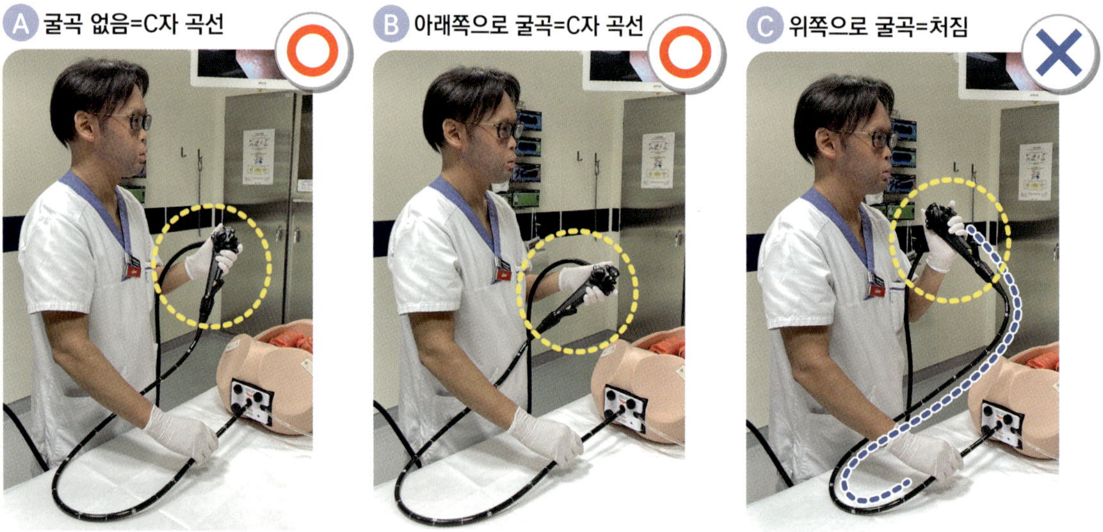

그림 12 ● **왼쪽 손목 주의!(C자 곡선 유지)**

5 혼자서 디바이스를 조절하기

movie ⑨

Point

- 혼자서 내시경 디바이스를 조절할 수 있도록 한다.
- 오른손을 뗄 수 없을 때의 유용한 두 가지 기술을 익혀 둔다.

1 오른손을 뗄 수 있는 상황에서의 조작

대장내시경에서는 올가미나 국소 주입 바늘 등 다양한 디바이스를 사용할 빈도가 높으며, 이러한 디바이스를 정확하게 삽입하고 제거해야 한다. 보조자와 완벽하게 일치하기는 불가능하므로 스스로 모든 것을 조절할 수 있어야 한다(그림 1). **오른손을 내시경에서 뗀 상태에서도 내시경 화면을 유지할 수 있는 경우 상부 소화관과 마찬가지로 오른손을 사용하여 디바이스를 조절**한다.

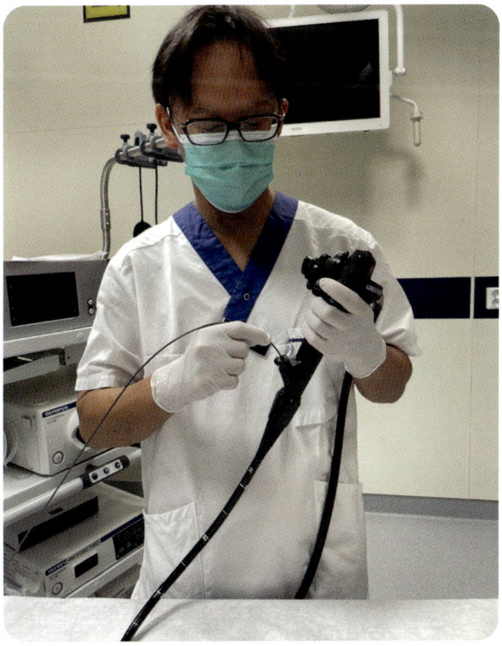

그림 1 ● **오른손을 뗄 수 있는 상황에서의 조작**

2 오른손을 떼기 어려운 상황에서의 조작

오른손을 떼기 어려운 상황(직장 통과 시 등)에서는 상부 소화관(**제1장-5, p.44~46**)에서도 소개한 다음 방법이 유용하다. 어느 방법을 사용하든, 사전에 오른손으로 디바이스를 내시경 선단 근처까지 삽입해 둔다.

- **오른손 방법**: 왼팔을 뻗어 겸자구를 오른손에 가깝게 위치시킨 후, 오른손의 중지와 약지로 내시경을 잡으면서 엄지와 검지로 디바이스를 조작하는 방법(그림 2)
- **왼손 방법**: 왼손을 조작부에서 떼어 겸자구 근처를 잡고, 왼손 검지와 중지를 사용하여 디바이스를 조작하는 방법(그림 3)

대장내시경은 상부 소화관 내시경보다 굵기 때문에, 손가락 두 개만으로 지탱하는 오른손 방법은 약간 어렵다. 반면 왼손 방법을 사용하면 오른손으로 토크를 주면서 디바이스를 사용할 수 있다.

요령

왼손 방법을 사용할 때나 내시경을 특히 안정시키고 싶을 때는 복부에서의 지지 방법도 이용해 본다(그림 4).

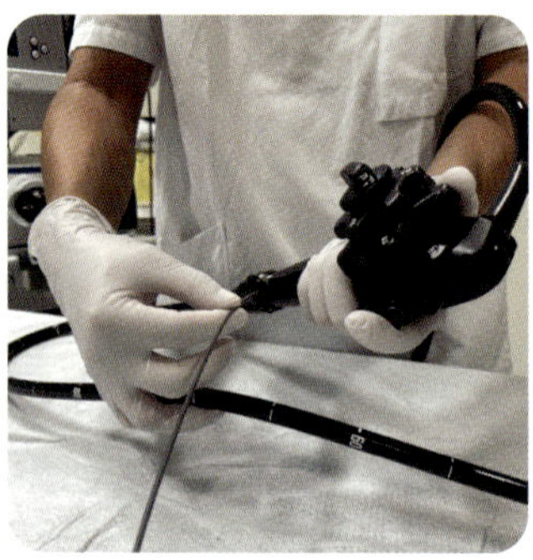

그림 2 ● 오른손 방법

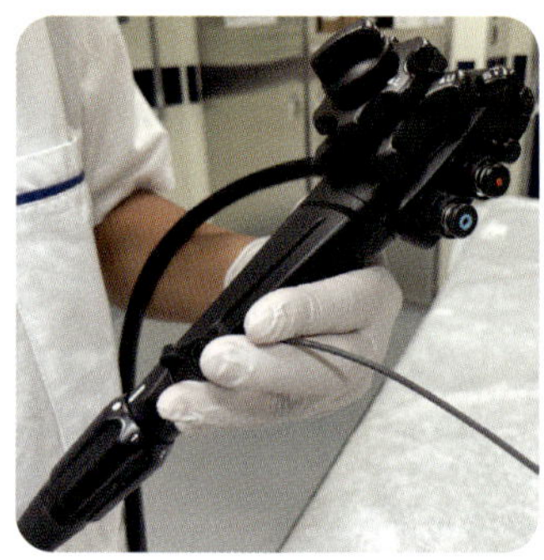

그림 3 ● 왼손 방법

A 복부에서의 지지

B 왼쪽 전완에서의 지지

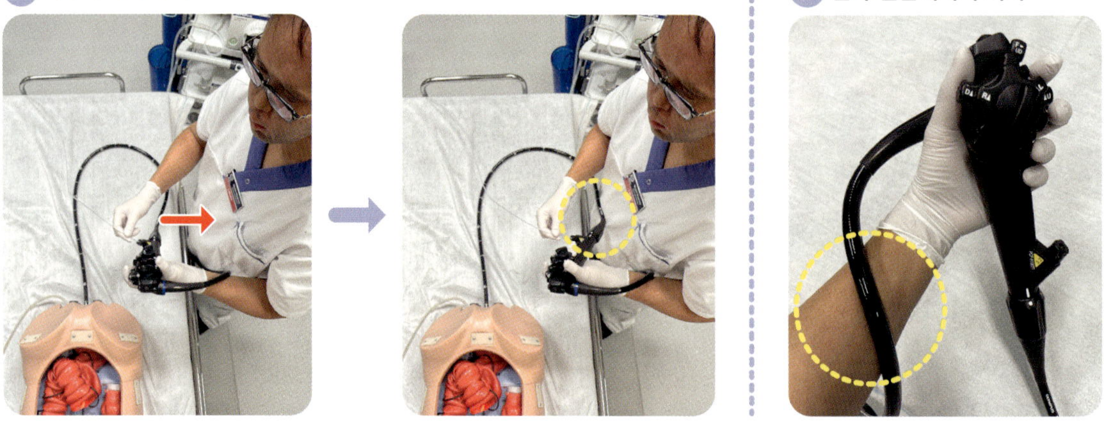

왼쪽 손목을 전하방으로 굴곡시키면 내시경이 복부에 고정된다.

그림 4 ● 두 군데에서의 지지

6 삽입 보조

movie ⑩

Point

- 각각의 특징을 이해하고 적절한 시점에 사용할 수 있도록 한다.
- 삽입 방법을 배우기 전에 삽입을 보조하는 기술을 배운다.

1 시작하며

루프를 만들지 않고 통증 없이 삽입하기 위해서는 내시경 조작 기술뿐만 아니라 삽입을 보조하는 기술도 중요하다. 삽입 방법을 배우기 전에 이 섹션에서 먼저 배우도록 한다.

2 체위 변경

대장내시경에서는 환자의 체위 변경이 매우 유용하다. **체위를 변경하면 중력에 의해 액체와 장관 내 공기가 이동**한다(그림 1, 2). 또한 고정되어 있지 않은 횡행결장이나 구불결장의 형태를 변화시킬 수도 있으므로 삽입 시뿐만 아니라 관찰이나 치료 시에도 체위 변경을 이용하도록 한다.

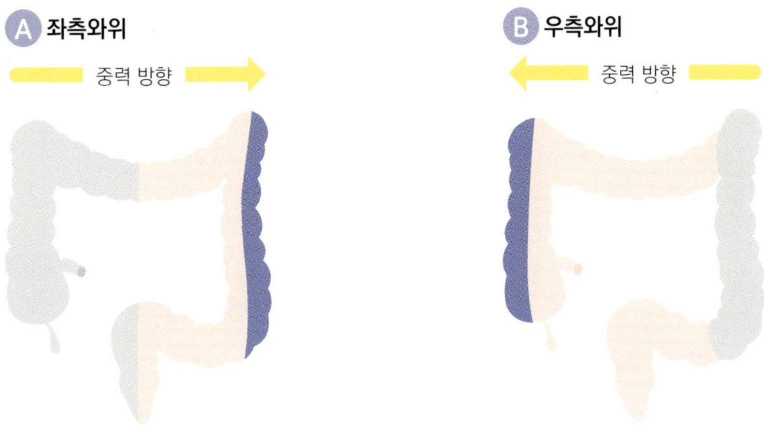

그림 1 ● **중력에 의한 액체·공기의 이동**

공기 액체

요령 환자가 앙와위일 경우 오른쪽 다리를 굽혀 왼쪽 무릎에 걸친 상태로 둔다(**그림 3A**). 이렇게 하면 다리와 내시경의 접촉을 피할 수 있어 내시경을 부드럽게 조작할 수 있다. 한편, 깊은 진정을 받은 환자 등 무릎을 구부린 상태를 유지하기 어려운 경우에는 다리를 크게 벌린 상태에서(**그림 3B**) 내시경을 시행한다.

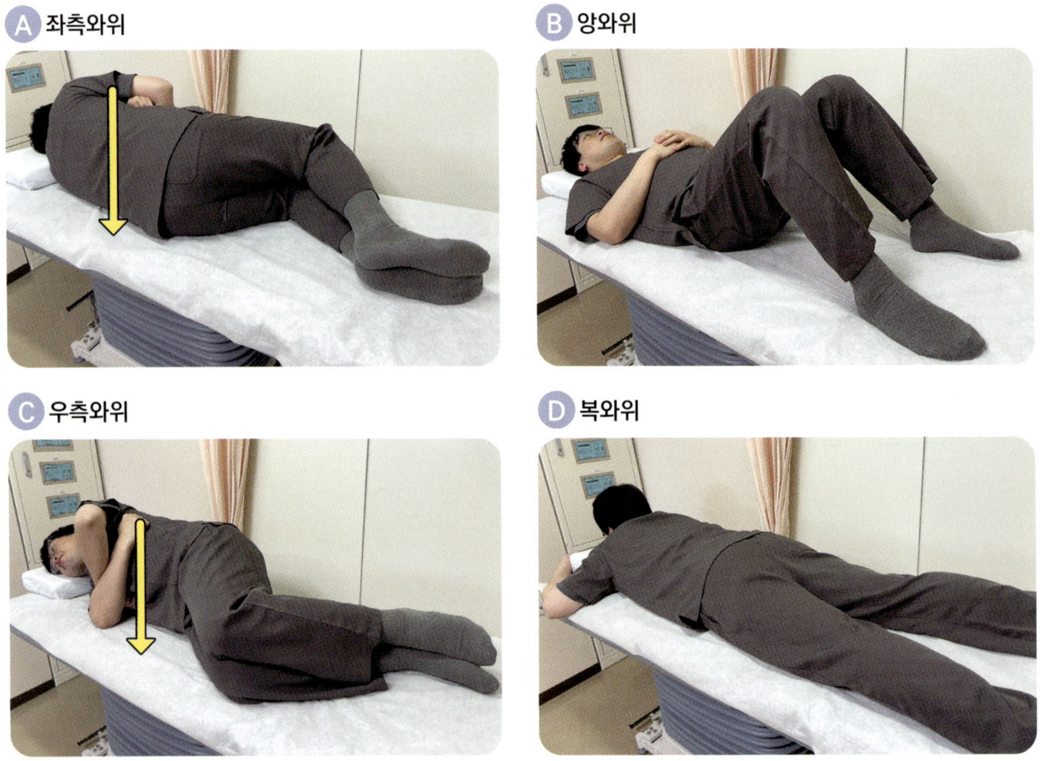

그림 2 ● 체위 변경

⇨ 중력 방향

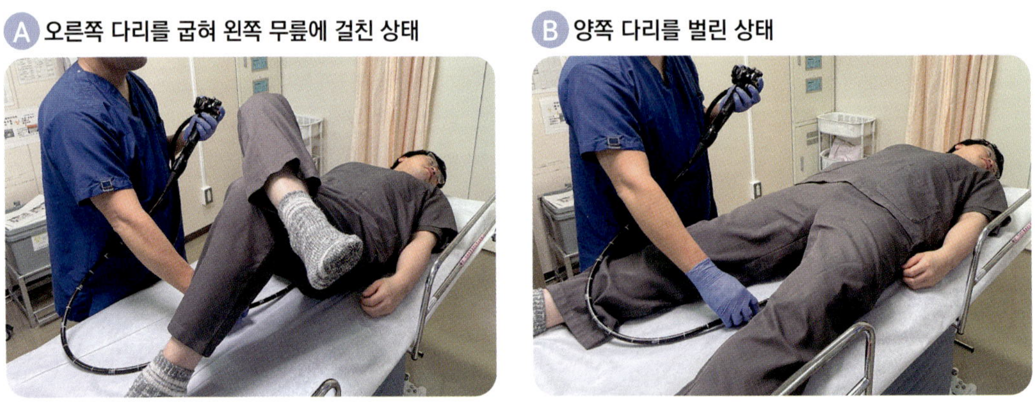

그림 3 ● 앙와위 시 다리의 위치

A를 기본으로 하며, 무릎을 굽힌 상태를 유지하기 어려운 경우에는 B의 위치로 한다.

3 심호흡과 손을 이용한 압박

심호흡과 손을 이용한 압박을 이용하면 고정되어 있지 않은 결장의 신장을 억제하면서 내시경을 진행할 수 있다. **좌우 만곡부를 통과할 때는 심호흡, 구불결장과 횡행결장을 통과할 때는 손으로 누르는 압박이 유용**하다(그림 4).

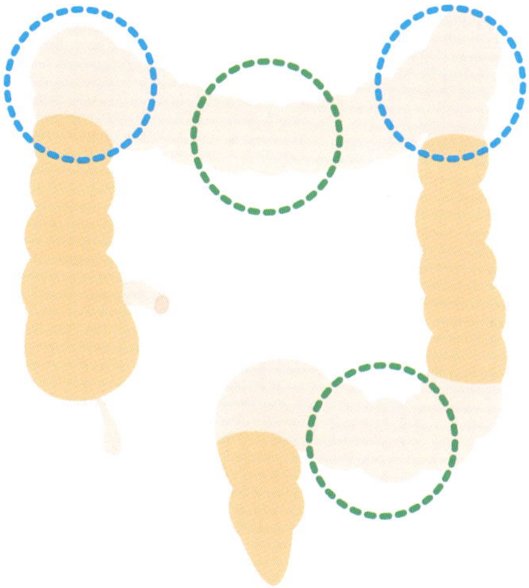

그림 4 ● 심호흡과 손을 이용한 압박이 유효한 부위

고정 장관 / 심호흡 / 손을 이용한 압박

■ 심호흡

비만곡과 간만곡을 통과할 때 내시경의 벡터가 상방(폐 방향)으로 향하기 때문에 횡격막을 밀어 올려 결장이 늘어나 버리는 경우가 있다.

비만곡부와 간만곡부를 통과할 때는 심호흡을 하여 크게 숨을 들이마신 상태에서 숨을 멈추도록 하고, 그 시점에 내시경을 진행시킨다. 횡격막이 내려가면서 결장의 신장을 방지할 수 있기 때문이다(그림 5).

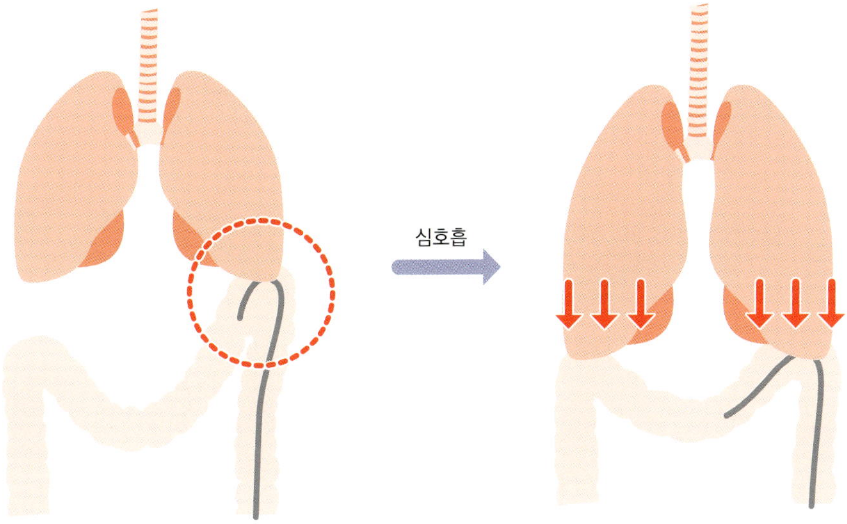

그림 5 ● 심호흡

■ 손을 이용한 압박

손을 이용한 압박은 손으로 복부를 눌러 결장이 늘어나는 것을 억제하는 방법이다. 압박하는 부위가 정확하지 않으면 내시경이 통과해야 할 부위를 눌러버려 오히려 삽입이 더 어려워질 수 있다. 손바닥 전체를 사용하여 압박할 경우 효과가 없는(또는 악화시키는) 부위도 누를 수 있으므로 **손끝을 이용해 적절한 부위만 압박**하도록 한다(그림 6). 또한 손을 이용한 압박 자체가 통증의 원인이 될 수 있으므로 압박 시간을 최대한 짧게 하고 불필요한 압박은 피하도록 한다.

기본적으로 **구불결장 통과 시 복부 치골 바로 위를, 횡행결장을 통과 시 배꼽 주변을 압박하는 것이 유효**하다(그림 7). 결장이 늘어나는 방향과 반대 벡터로 압박해야 한다.

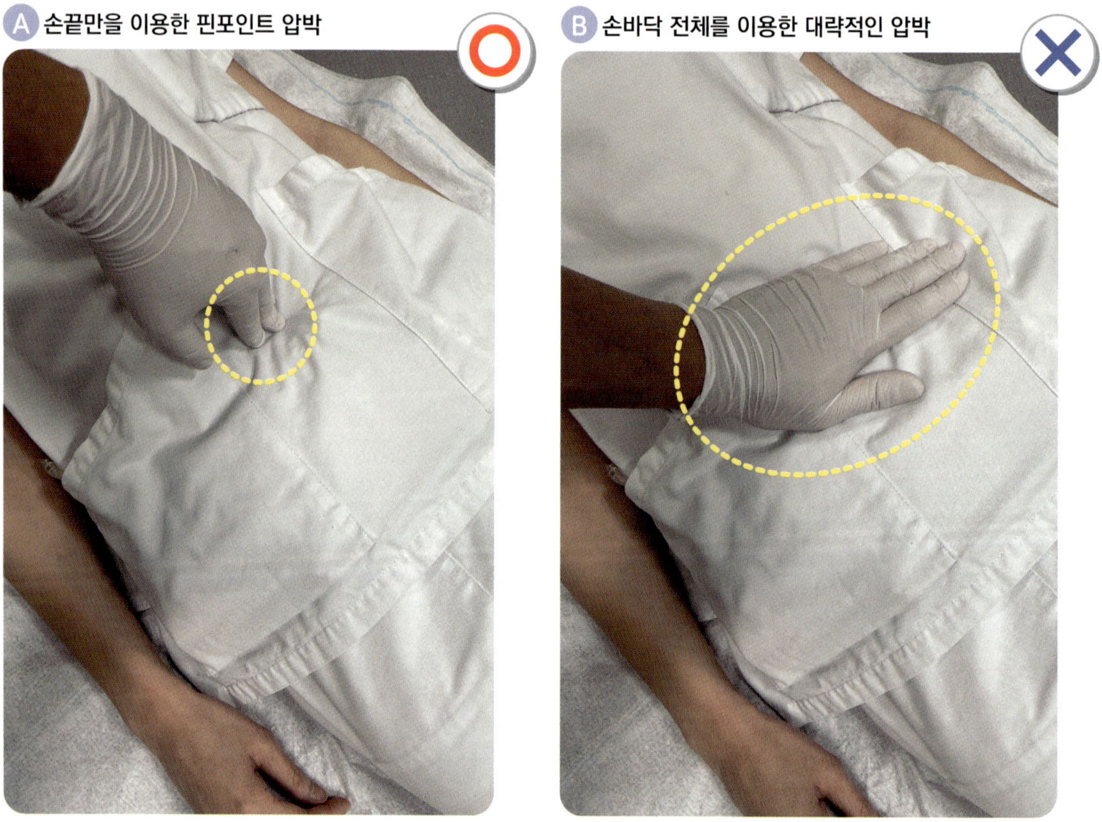

그림 6 ● 손을 이용한 압박 방법
손바닥 전체를 사용하면 효과가 없는(또는 악화시키는) 부위도 누를 수 있다.

A 구불결장(치골 바로 위를 손으로 압박)

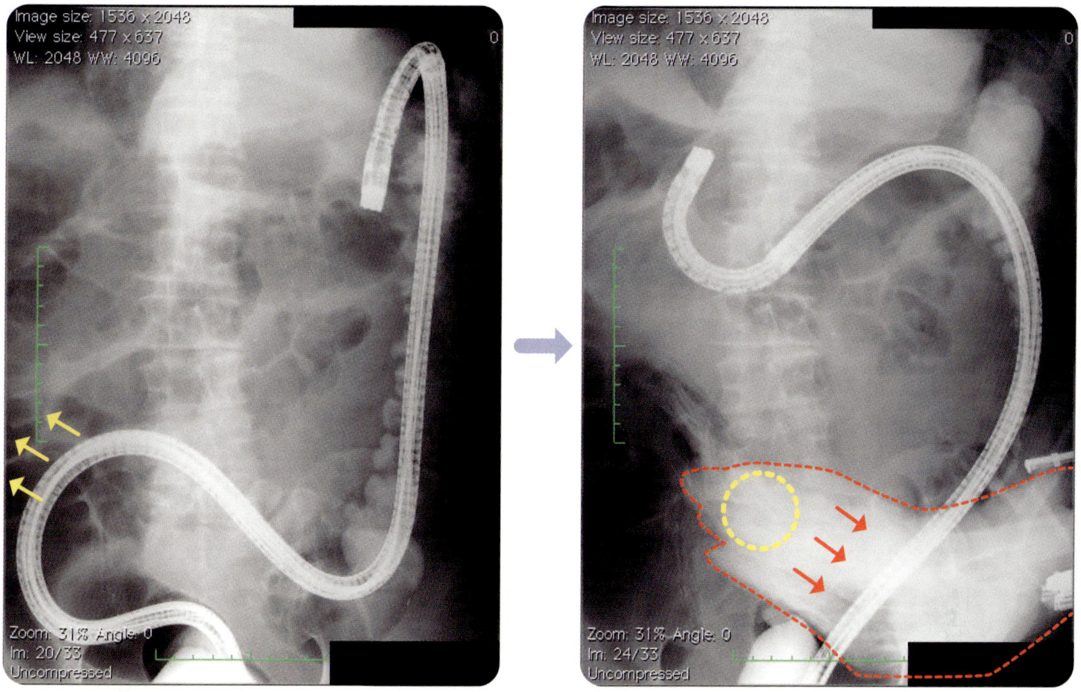

B 횡행결장(배꼽 주위를 손으로 압박)

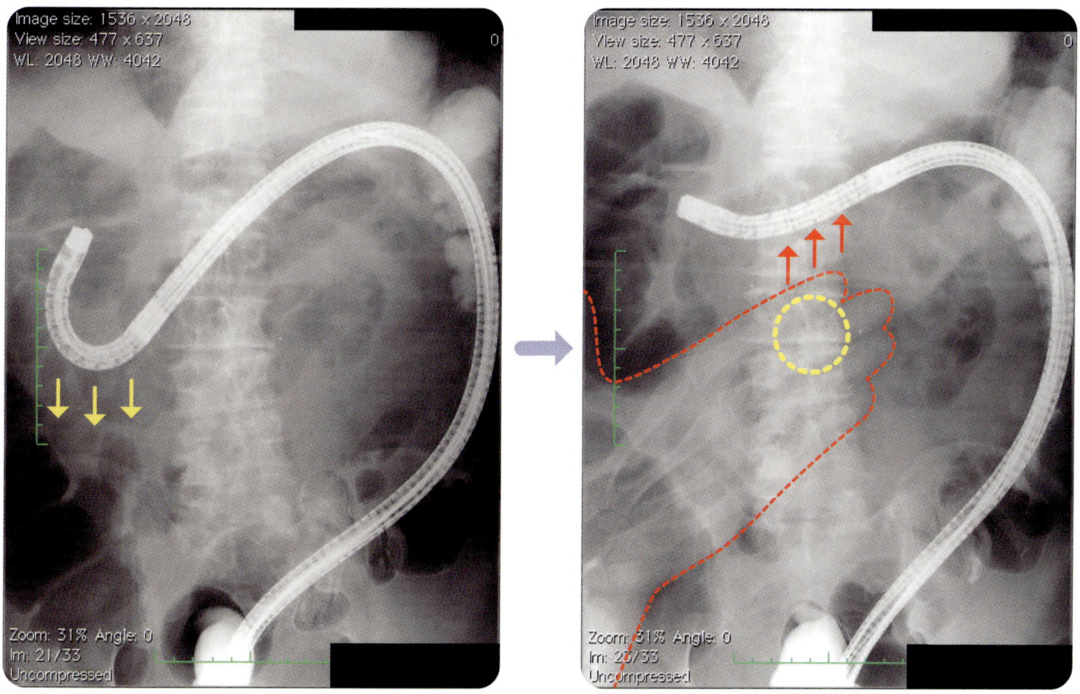

그림 7 ● 구불결장과 횡행결장 통과 시 손으로 압박

---- 손 - - - 압박점

결장이 늘어나는 방향(→)과 반대 방향(→)의 벡터로 압박한다.

요령

손으로 압박 부위 찾는 방법

치골 위나 배꼽 주위라는 것은 어디까지나 그 부위가 효과적인 경우가 많다는 것일 뿐이며, 압박해야 할 부위가 다를 수도 있다. 그때그때 올바른 부위를 찾아 적절히 손을 이용한 압박을 하는 것이 중요하다. 손끝으로 배를 압박했을 때 내시경 화면에서 깊은 부분이 가까워지는 위치가 효과적인 압박 부위이다(그림 8). 결장이 이미 늘어나 있는 경우 내시경을 한 번 당겨서 늘어지기 전 상태로 되돌린 후 찾아보도록 한다.

요령

손으로 압박하기 어려운 경우의 대응

비만 환자 등 손으로 압박하는 것이 어려운 경우 환자를 복와위로 한다(그림 9). 복부에 의해 압박이 되어 효과적인 경우가 있다. 손으로 압박하는 방법이 어려울 때의 최후의 수단이다.

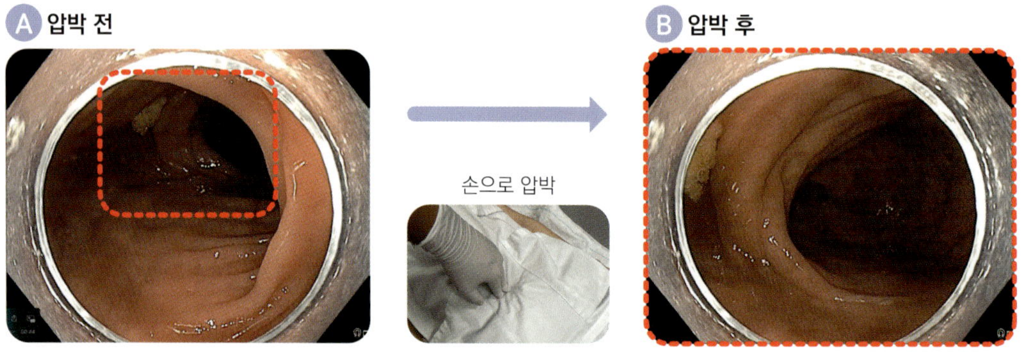

그림 8 ● 손으로 압박 시 적절한 위치

적절한 위치에서 압박을 가하면 안쪽 점막이 가까워진다.

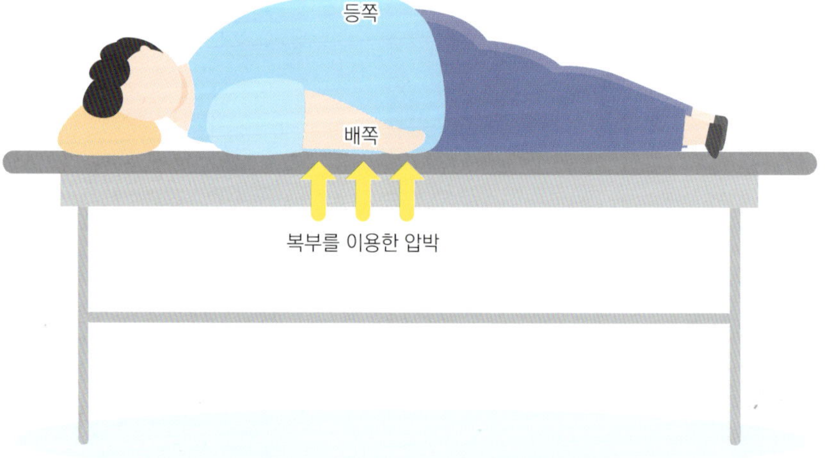

그림 9 ● 복와위를 이용한 압박

4 흡인

장관 내의 공기를 흡인하면 결장이 접히면서 안쪽의 장관이 앞으로 당겨진다(그림 10). **내시경을 다음 관강이나 목표 지점으로 진행할 때는 밀어 넣는 것뿐만 아니라 흡인도 이용**하도록 한다.

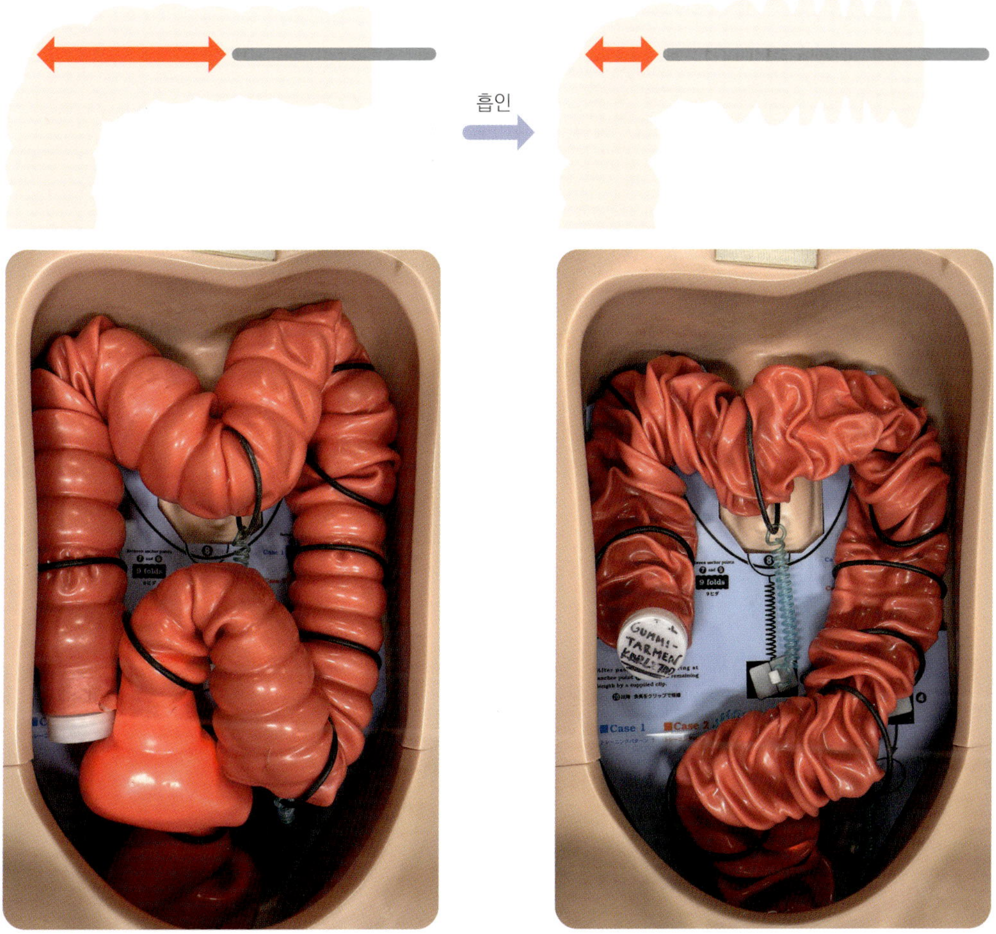

그림 10 ● 흡인에 의한 결장의 단축

5 Water jet

Water jet는 **세척뿐만 아니라 연축(spasm)이 발생한 결장을 통과할 때도 유용**하다(그림 11).

연축이 발생한 상태에서 내시경을 무리하게 밀어 넣으면 결장이 늘어나게 된다. 이때 water jet으로 주름을 펼쳐주면 결장이 늘어나지 않은 상태에서 저항 없이 통과할 수 있게 된다.

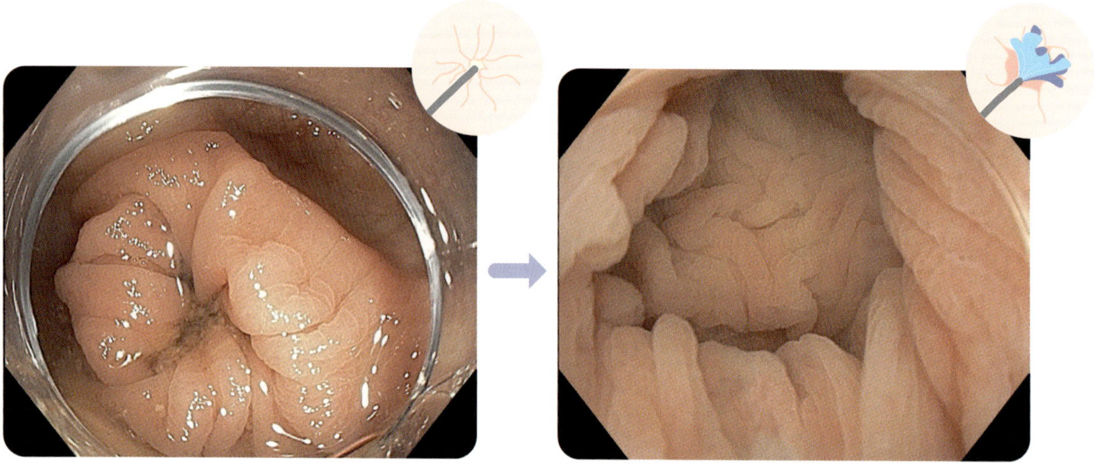

그림 11 ● **Water jet를 이용한 주름 펼치기**

6 내시경 경도 조정 기능

내시경에 따라 삽입부의 경도를 조절할 수 있다(그림 12).

결장이 쉽게 늘어나는 경우 내시경을 단단하게 조정하면 삽입이 용이해질 수 있다.

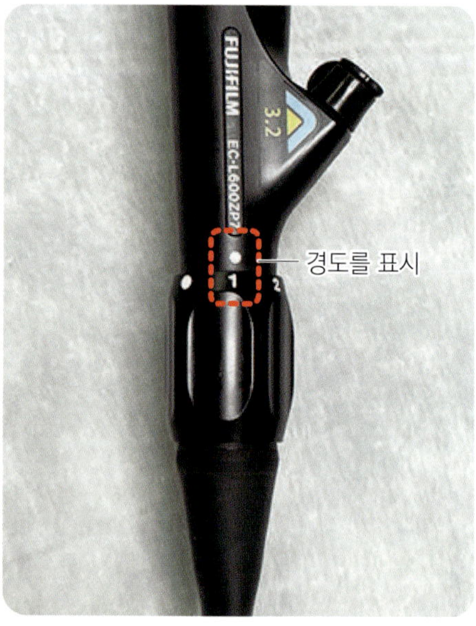

그림 12 ● **경도 조절 기능**

7 윤활제

내시경과 항문 사이의 마찰을 줄이기 위해 반드시 윤활제를 사용한다(그림 13).

삽입 중 윤활제가 점차 사라지므로, 마찰이 느껴지기 시작하면 윤활제를 다시 도포한다. Xylocaine 젤리는 마취 효과가 있지만, 윤활 효과가 쉽게 감소될 수 있다.

추가 도포를 소홀히 하면 삽입이 어려워질 수 있으므로 주의한다.

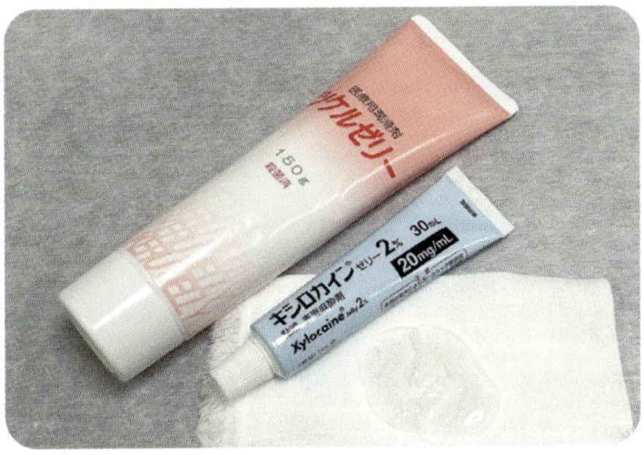

그림 13 ● **윤활제**

8 진경제

진경제로 연동운동을 억제하면 내시경 삽입뿐만 아니라 관찰 및 치료도 용이해진다.

Butylscopolamine(부스코판®), glucagon 등을 사용한다. 투여하고 난 뒤 삽입을 시작한다.

9 내시경 가이드

내시경 가이드를 사용하면 **삽입 중 내시경의 형태를 볼 수 있어 올바르게 삽입되고 있는지 판단할 수 있다**(그림 14). 단, 내시경 가이드는 보조 도구이므로 가이드 화면이 아니라 내시경 화면에 집중해야 한다.

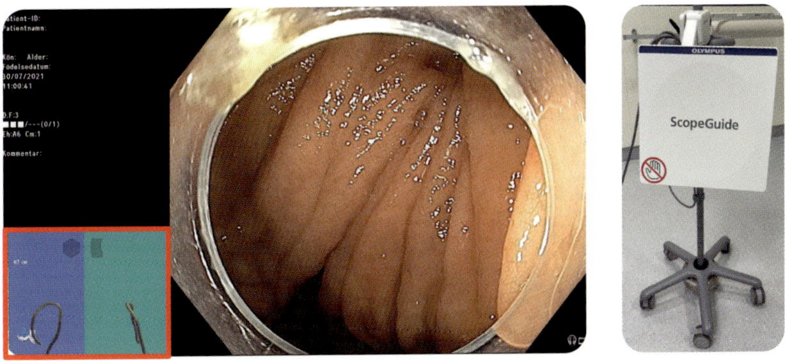

그림 14 ● **내시경 가이드 화면**

□ 가이드 화면

7 삽입 방법

movie 11

Point

- 삽입 시 기본이 되는 '회전'과 '당기기' 기술을 이해한다.
- 부위별 삽입 방법을 '익숙함'이 아니라 '지식'으로 배운다.

1 삽입을 위한 기본 기술

삽입의 보조 기술을 익혔다면, 실제 삽입 방법을 배워 보도록 한다.

대장내시경에서는 **무작정 내시경을 밀어 넣지 않는 것**, 또한 **루프를 만들지 않도록 다음 관강을 올바른 위치에 배치하는 것**이 필요하다. 이를 위해 먼저 다음 두 가지 기본 기술을 익히는 것이 중요하다.

■ 장을 회전시키기

대장내시경 삽입에서는 다음 관강의 위치를 '회전'시켜 적절한 방향으로 조정하는 것이 매우 중요하다. 삽입 중에는 특히 오른손의 비틀기(torque)를 이용하여 내시경을 회전시킨다. **화면에서는 오른손 감각과 반대 방향으로 회전하게 되지만, 이 감각을 정확히 이해**하면 신속하게 관강을 적절한 방향으로 돌릴 수 있다(그림 1).

- **내시경을 시계 방향으로 회전(우측 토크) → 내시경 화면이 반시계 방향으로 회전**
- **내시경을 반시계 방향으로 회전(좌측 토크) → 내시경 화면이 시계 방향으로 회전**

■ 주름의 방향을 확인

점막에 밀착되어 다음 관강이 보이지 않게 된 경우에는 내시경을 조금만 천천히 '당겨' 본다(그림 2). 점차 점막의 주름이 보이면서 주름의 방향으로 다음 관강이 관찰된다. 선단 후드를 사용하면 항상 시야를 확보할 수 있어 주름이 더 잘 보이게 되므로, 이 '당기는' 동작을 더욱 쉽게 수행할 수 있다.

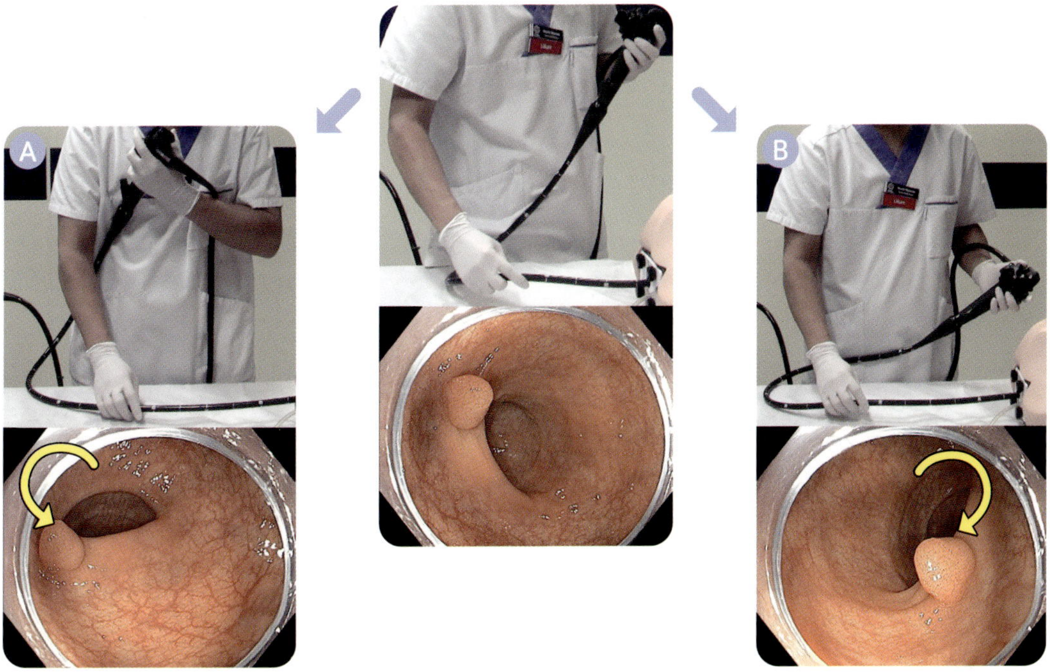

반시계 방향으로 회전
오른쪽 토크 or
왼쪽 전완·왼쪽 손목 굴곡

+앵글에 의한 조정

시계 방향으로 회전
왼쪽 토크 or
왼쪽 전완 신전·왼쪽 손목 배굴

+앵글에 의한 조정

그림 1 ● 장을 '회전'시키기

'회전'시켜 관강을 적절한 방향으로 조정한다.

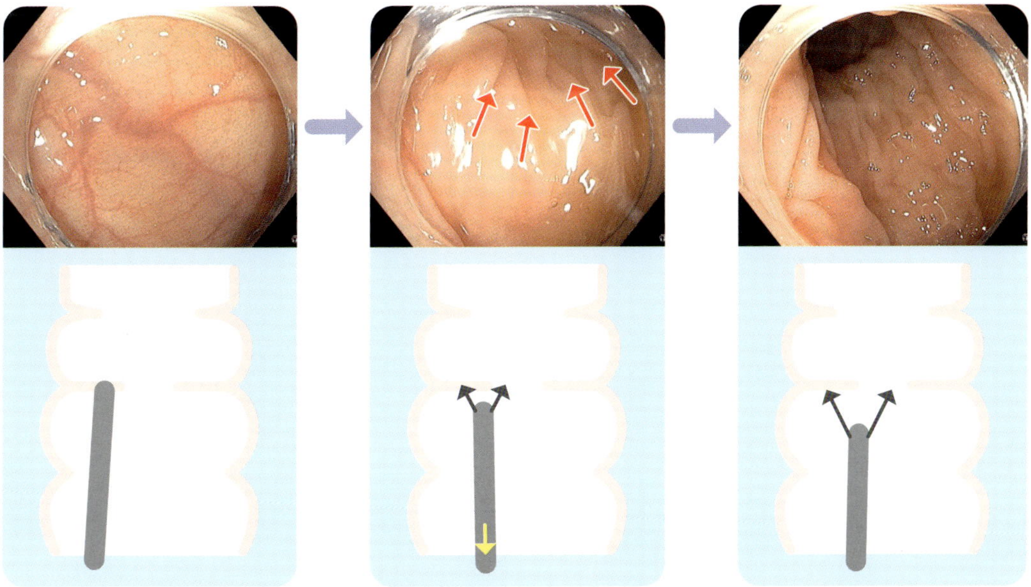

관강이 보이지 않는다. | 내시경을 당기면 주름(→)이 보인다. | 관강이 보인다.

그림 2 ● '당기는' 동작으로 다음 관강을 찾는다.

2 직장 통과

이제 실제로 삽입을 시작해 본다. 먼저 좌측와위 상태에서 시작하고(그림 3A), 내시경이 항문을 부드럽게 통과할 수 있도록 손가락으로 항문에 윤활제를 발라준다(그림 3B). 직장에는 휴스턴 판(Houston valve)이라는 큰 주름이 존재하므로, **토크 또는 좌우 앵글을 이용하여 주름을 피하면서 내시경을 진행시킨다**(그림 3C). 이때 왼쪽 토크를 가한 경우 반드시 이후에 오른쪽 토크를 가하여 회전을 원래대로 되돌려야 한다. 왼쪽 토크를 계속 유지하면 감마 루프가 형성될 수 있기 때문이다.

구불결장에 도달하면 내시경을 그대로 밀어 넣어도 장이 늘어나면서 화면이 멀어지게 된다. 밀어 넣는 것을 멈추고 잠시 정지하도록 한다.

A 좌측와위

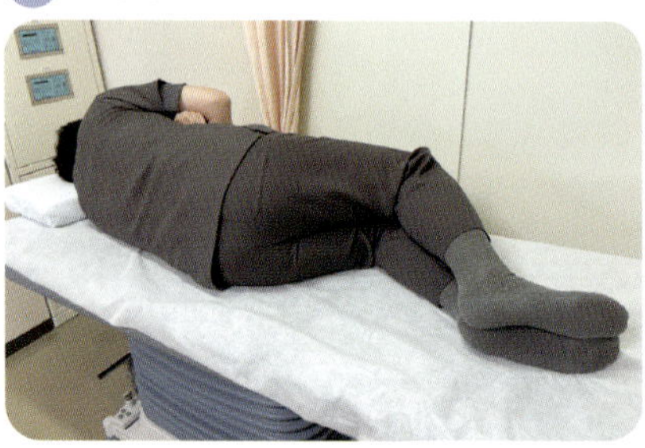

B 윤활제

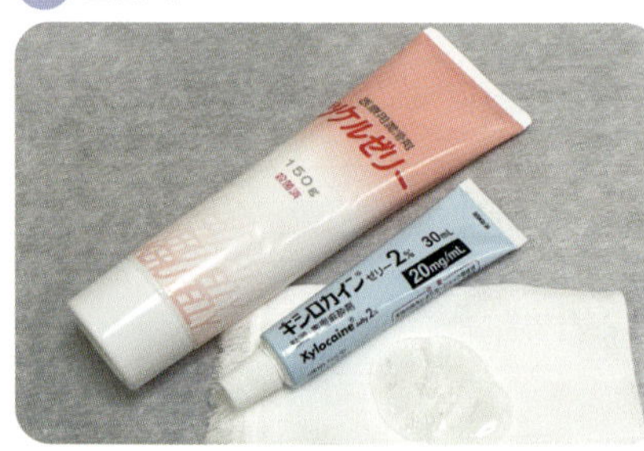

C 좌우 앵글 and/or 오른손 비틀기(토크)

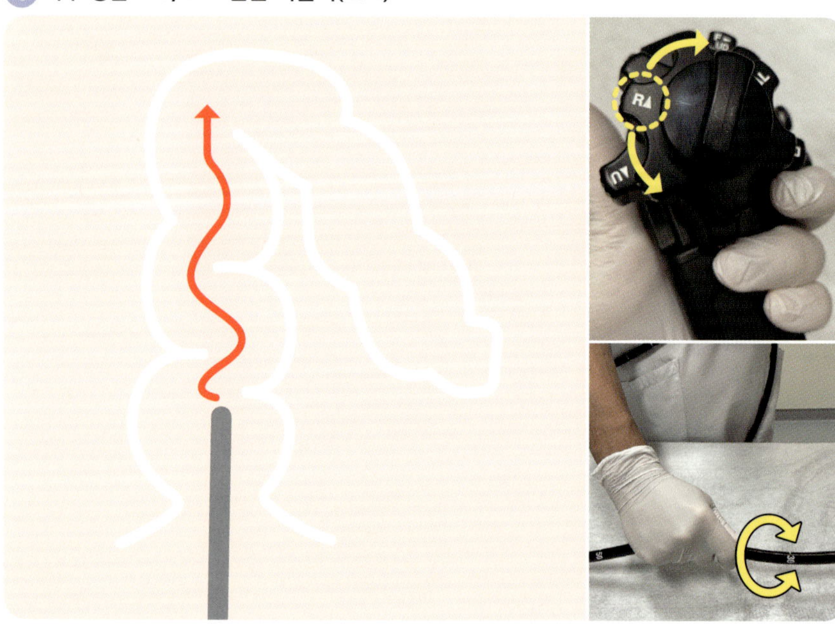

그림 3 ● 직장 통과

3 구불결장 통과

구불결장을 통과하는 것이 가장 어려운 관문으로, 단순히 밀어 넣기만 하면 구불결장에서 루프가 형성될 수 있다. 축 유지 단축법을 비롯하여 여러 가지 명칭으로 불리는 삽입 방법들이 존재하지만, **구체적으로 어떻게 조작해야 통과할 수 있는지를 언어화하여 생각**하면 혼란 없이 통과할 수 있으므로 안심하기 바란다. 구불결장은 두 가지 방법으로 통과할 수 있다.

또한 삽입 방법의 명칭을 외우기보다 삽입 기술을 이해하는 것이 중요하므로, 이 책에서는 의도적으로 Method A, Method B로 표기하고 있다.

Method A(그림 4)

❶ 내시경이 구불결장의 가장 굴곡이 심한 부분(S-top)에 도달하면 다음 관강을 **오른쪽 토크를 이용하여 화면의 3시에서 6시 방향으로 회전**시킨다. 왼쪽 토크를 사용하면 감마 루프가 형성되므로, 반드시 오른쪽 토크를 사용하는 것에 주의한다.

❷ 다음으로 **오른쪽 앵글과 아래쪽 앵글을 이용하여 내시경 선단을 다음 관강으로 진행시킨다**. 이 상태에서 **오른쪽 토크를 유지한 채 내시경을 당겨 장을 단축**시키면 관강이 회전하기 시작한다.

❸ 다시 다음 관강을 3시에서 6시 방향으로 회전시킨 뒤 앵글 조작을 통해 통과시키고, 통과 후에 다시 내시경을 당긴다. 이 동작을 반복함으로써 구불결장이 직선화되어 루프를 형성하지 않고 통과할 수 있다.

Method A에서는 내시경을 push하지 않고 통과할 수 있다. 손 압박을 이용하여 다음 관강을 가까이 끌어당기면 통과가 쉬워진다.

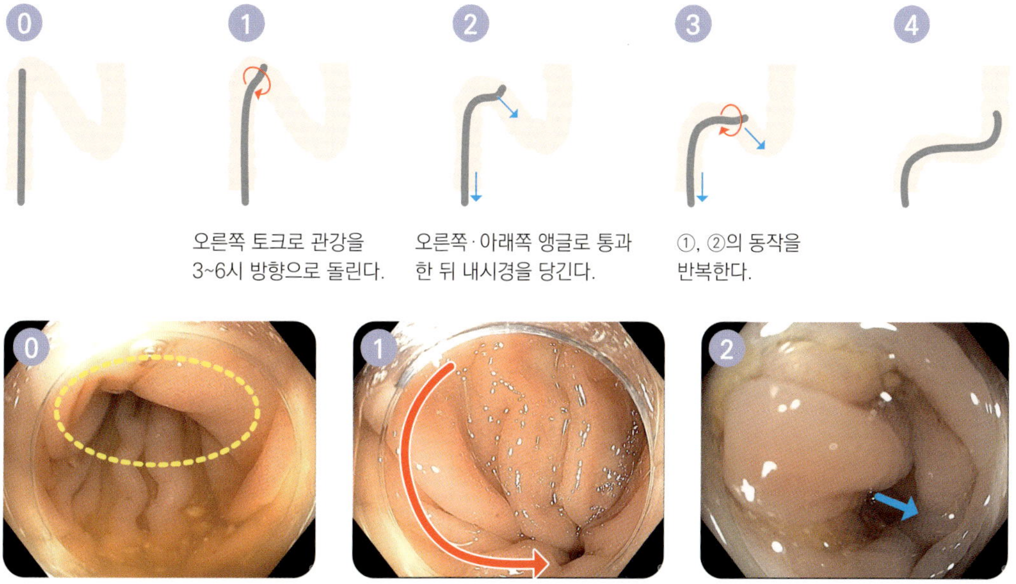

그림 4 ● 구불결장 통과: Method A

Method B

❶, ❷ 다음 관강을 '**오른쪽 토크로 12시 방향**'으로 돌린다. 이어서 **위쪽 앵글을 가하면서 내시경을 밀어 넣는다**. 여기서는 push가 되므로, 이는 Method A를 사용할 수 없는 경우에만 적용하는 방법이다(그림 5).

❸ 12시 방향의 굽어진 부위를 넘어설 때까지 내시경을 밀어 넣은 후, **오른쪽 토크를 주면서 내시경을 당겨** 밀어 넣은 만큼 되돌린다.

❹ 이 밀고 당기는 동작을 반복함으로써 구불결장을 통과할 수 있다.

그러나 이 기술에서는 push에 의해 적어도 어느 정도의 루프가 형성될 수 있다. **Push를 줄이기 위해 손 압박을 병행**하는 것이 중요하다.

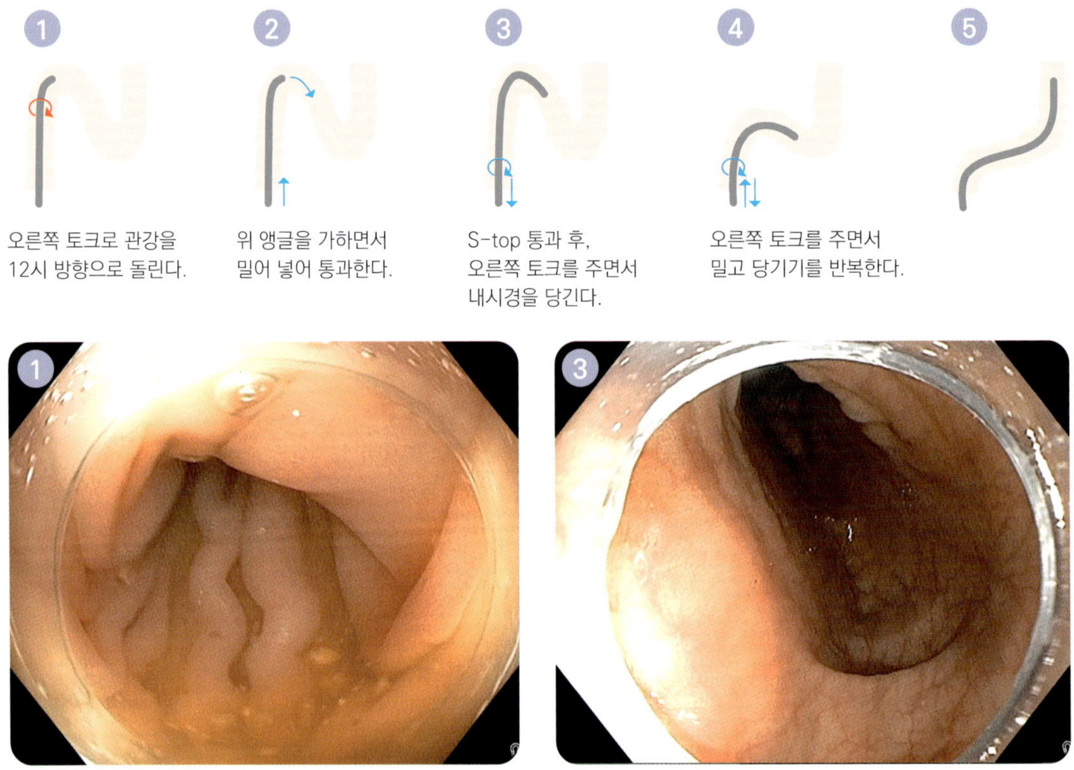

그림 5 ● 구불결장 통과: Method B

■ 통과법의 선택

S-top이 길거나 다음 관강을 3~6시 방향으로 회전시켜도 장이 늘어나 앵글 조작만으로 통과할 수 없는 경우에는 Method B로 전환한다. 감각으로 기술을 선택하는 것이 아니라, **단계에 따라 기술을 적용하는 것이 중요**하다. 아래의 기본적인 단계를 반복하면, 매번 당황하지 않고 안정적으로 통과할 수 있다(그림 6).

❶ 3~6시 방향으로 회전시켜 통과(Method A 시도)

❷, ❸ 실패하면 체위 변경(앙와위 또는 우측와위)하고 손 압박을 병행하여 Method A 재시도

❹ 그래도 실패하면 손 압박을 병행하면서 Method B로 통과

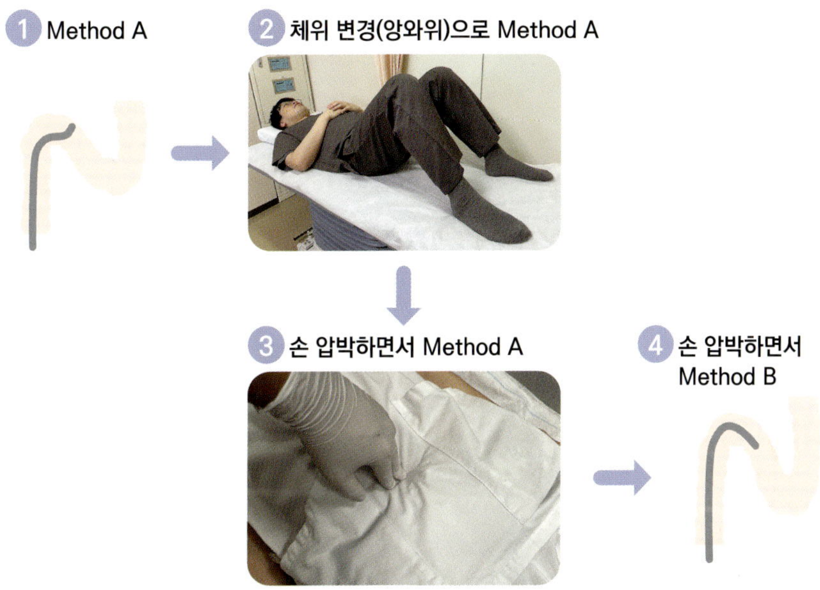

그림 6 ● **구불결장 통과 시 단계**

요령

무송기? 삽입 중의 송기

구불결장 통과할 때뿐만 아니라, 송기를 하면 장관이 확장되어 삽입이 곤란해질 수 있다. 무송기로의 삽입이 최선처럼 생각될 수 있지만, 실제로 완전한 무송기 상태에서는 시야를 확보할 수 없어 감각에 의존한 삽입이 되어버린다. 아주 약간의 송기는 문제가 되지 않으므로, 다음 진행할 방향을 확인하면서 삽입하도록 한다. 송기 대신 송수를 사용하는 것도 유용하다. 액체는 이후 흡인이 용이하므로 장관의 확장을 방지할 수 있다.

Pitfall

손잡이 부분에 루프가 형성된 경우의 대응

관강을 회전시킬 때 토크를 과하게 주면 손잡이 부분에 루프가 형성될 수 있다. 루프를 뒤쪽으로 돌려 해제하는 것도 가능하지만, 조작성이 현저히 떨어지므로 사용하지 않는 것이 좋다(그림 7). 토크를 과하게 거는 대신 토크와 함께 앵글 조작을 병행하면 동일한 효과를 얻을 수 있다. 예를 들어 오른쪽 토크를 강하게 주는 대신, 오른쪽 토크와 함께 오른쪽 앵글 및 아래쪽 앵글을 동시에 병용하면 동일한 상태가 되게 된다(그림 8).

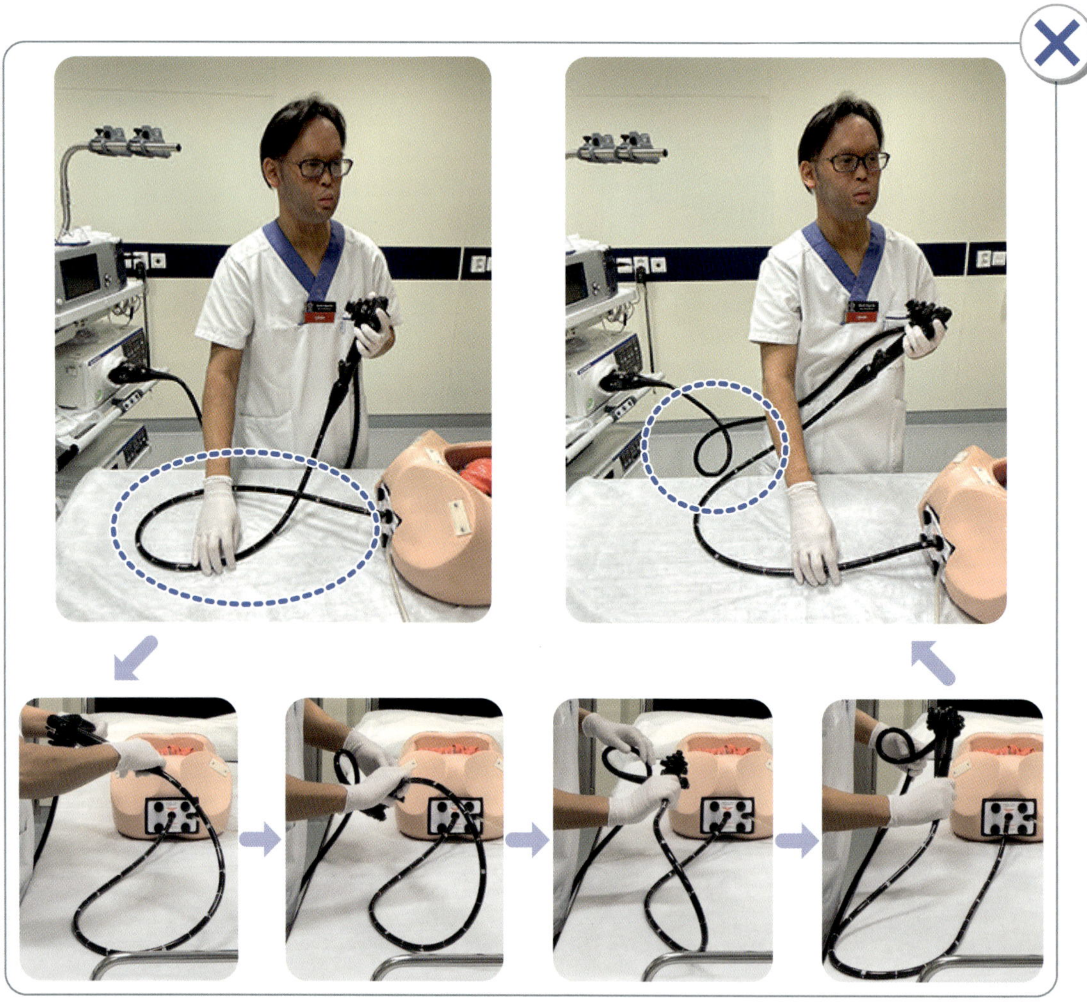

그림 7 ● 루프를 뒤쪽으로 돌리는 방법은 기본적으로 사용하지 않는다.

삽입부의 루프를 universal code로 이동시키는 것도 가능하지만, 조작성이 현저히 떨어진다.

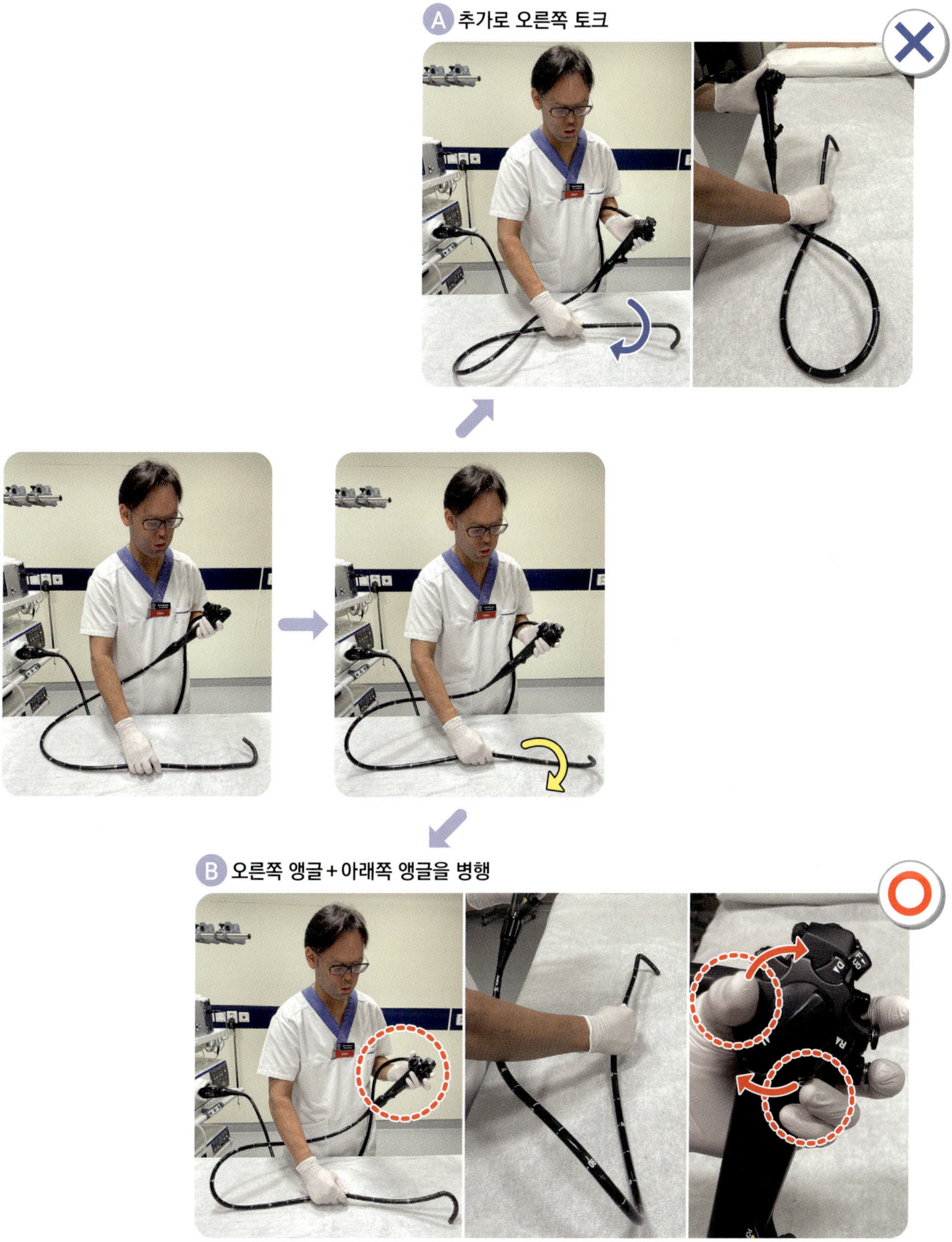

오른쪽 앵글+아래쪽 앵글

그림 8 ● 앵글을 병용하여 루프를 피한다.

오른쪽 앵글+아래쪽 앵글을 병용하면 오른쪽 토크를 대신할 수 있다.

4 하행결장 통과

구불결장을 넘어 하행결장에 도달하면 **내시경의 동작이 '1:1'인지 확인**해야 한다(그림 9). 내시경을 밀면 밀린 만큼 선단이 앞으로 나아가고, 당기면 당긴 만큼 선단이 뒤로 돌아오는 상태를 '1:1'이라고 한다.

구불결장에서 루프가 형성된 상태로 하행결장에 도달한 경우 내시경을 밀어도 '1:1'로 움직이지 않으며 루프만 커지게 된다. 이러한 경우 루프를 해제할 필요가 있다(**→제2장-9, p.132~134 참조**). **'1:1'임을 확인한 후 비만곡부까지 오른쪽 토크를 주면서 내시경을 밀어 진행한다.**

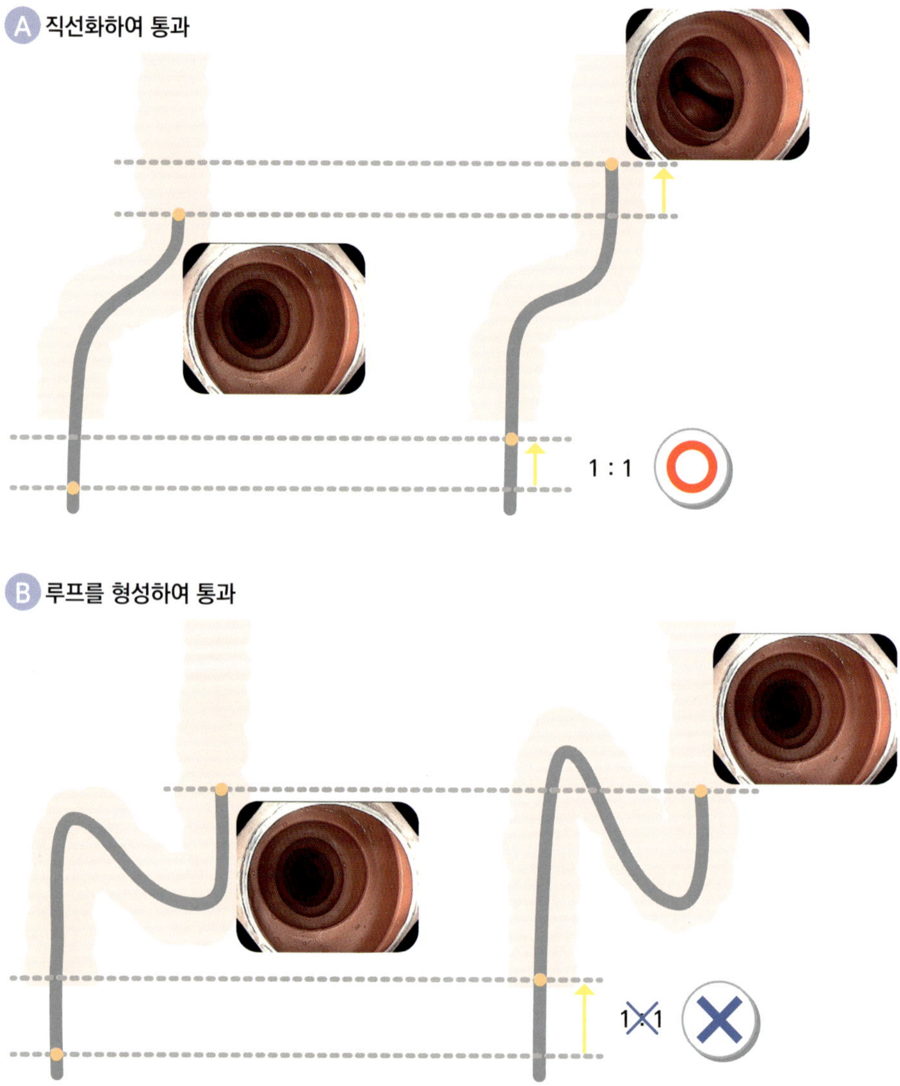

그림 9 ● '1:1'의 확인

루프가 형성된 경우 내시경을 밀어 넣어도 루프만 커질 뿐 내시경 선단의 위치는 움직이지 않으며 화면도 변하지 않는다.

5 비만곡부와 횡행결장 통과

여기서도 단계별로 나누어 진행시킨다(그림 10).

❶ 비만곡부에 도달하면 먼저 계속해서 가하고 있던 오른쪽 토크를 회수(반전)시켜야 한다. **왼쪽 토크를 주면서 내시경을 밀어 비만곡부를 통과**한 후 횡행결장의 중앙부까지 진행한다. 심호흡을 병용하고 우측와위로 하면 통과가 더욱 쉬워진다.

❷ 횡행결장 중앙부에 도달하면 **이번에는 오른쪽 토크를 주면서 내시경을 밀어 중앙의 굴곡을 통과**한다. 이때 아래 방향으로 횡행결장이 늘어나게 되므로 여기서도 **손으로 압박**을 병용한다.

❸ 횡행결장 중앙부 굴곡을 통과한 후에는 **오른쪽 토크를 주면서 내시경을 당기면 한 번에 횡행결장이 직선화**된다.

1 비만곡부 통과

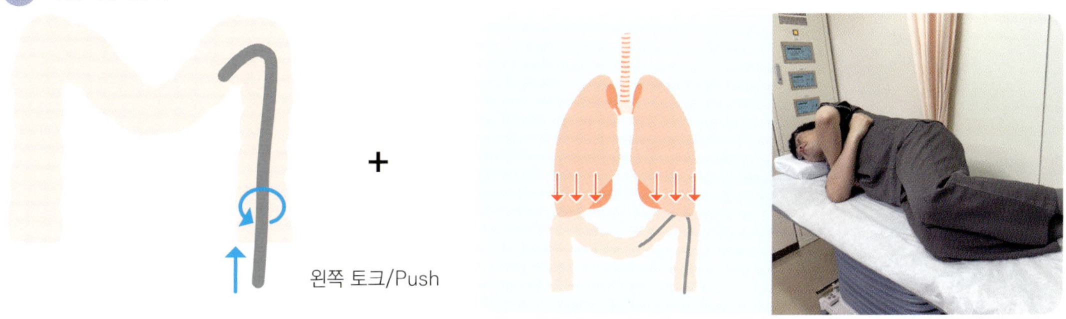

2 중앙부 통과

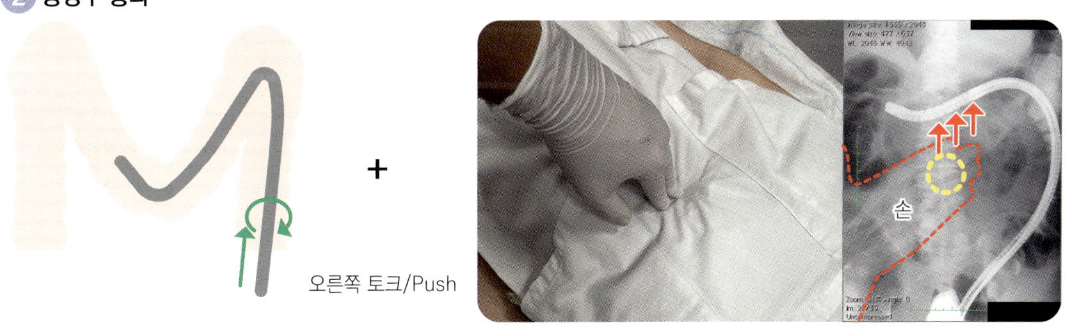

3 횡행결장 직선화

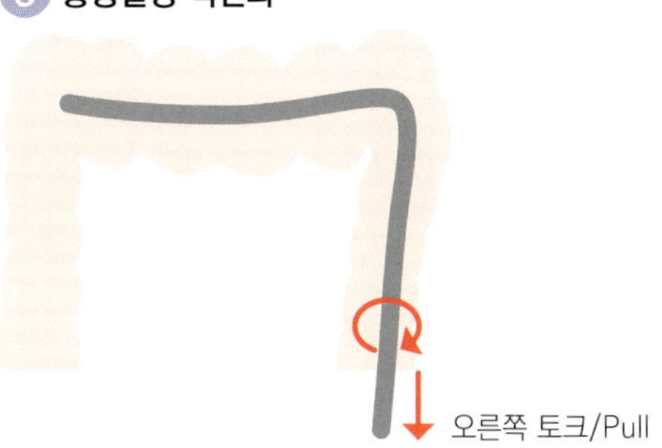

그림 10 ● 비만곡부와 횡행결장 통과

6 간만곡부 통과

횡행결장을 직선화하는 것만으로 간만곡부에 도달한다. 횡행결장의 단축(직선화)만으로 내시경 선단이 간만곡부에 도달하지 않는 경우에는 내시경을 밀어 넣지 말고 **흡인·체위 변환(좌측와위)·심호흡을 병행하여 간만곡부에 도달**하도록 한다. 도달 후에도 이것을 병용하면 흡인과 좌우 앵글을 이용해 간만곡부를 통과할 수 있으며, push 없이도 상행결장에 도달할 수 있다(그림 11).

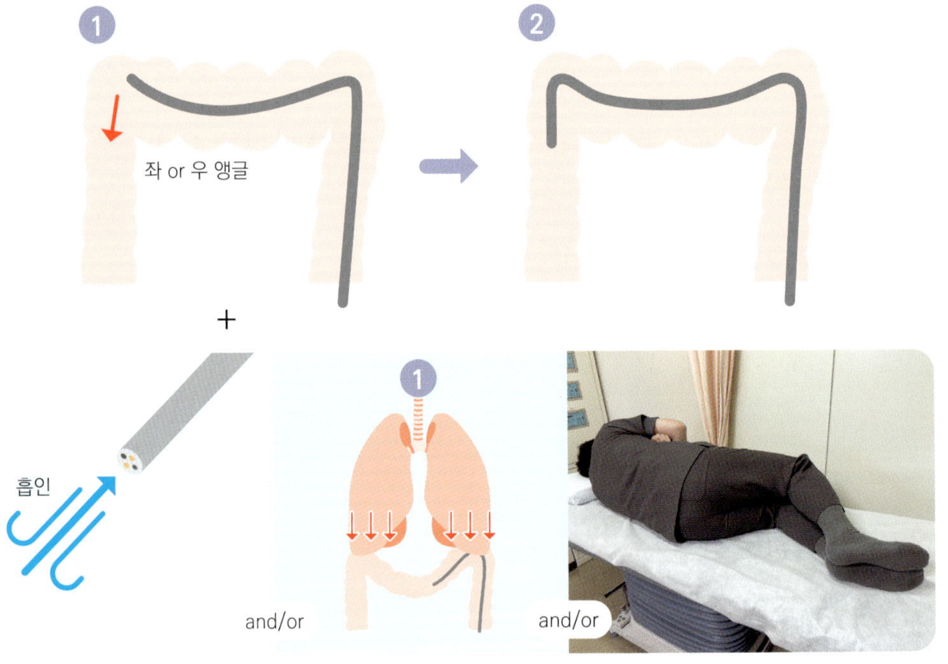

그림 11 ● 간만곡부 통과

7 상행결장 통과

하행결장과 마찬가지로 횡행결장에서 루프가 형성되지 않았는지 **'1:1'**을 한 번 확인한다. **'1:1' 상태가 아니라면 먼저 횡행결장의 루프를 해소**한다.

8 맹장과 회맹판(Bauhin판) 통과

■ 맹장으로의 도달

일반적으로 상행결장을 통과하여 내시경을 밀어 넣으면 맹장에 도달할 수 있다. 그러나 내시경을 밀어 넣어도 구불결장·횡행결장·좌우 만곡부 등이 늘어나 맹장까지 도달하지 못하는 경우가 있다. **증례마다 도달하지 못하는 원인이 다르므로 환자에게 침습이 적은 심호흡이나 체위 변환, 그리고 손으로 압박하는 순서로 지금까지 시도한 기술을 활용하여 도달**하도록 한다.

요령

체위 변환 요령

앙와위에서 맹장에 도달하지 못해 좌측와위나 우측와위로 변경했음에도 여전히 도달하지 못하는 경우 다시 앙와위로 되돌려 보도록 한다. 체위 변환을 통해 결장 비고정 부위의 형태가 변하면서 같은 자세로 되돌아갔음에도 불구하고 내시경이 진행되는 경우가 있다.

■ 회맹판 통과

❶ 회장 말단으로의 삽입은 먼저 회맹판을 9시 방향으로 회전시킨다(여기서는 좌우 토크 중 어느 쪽도 상관없다).

❷, ❸ 다음으로 좌우 앵글로 내시경 선단을 회맹판 개구부에 맞추고 water jet이나 주사기를 이용한다.

❹ 수압으로 회맹판이 열리면서 쉽게 통과할 수 있다(그림 12).

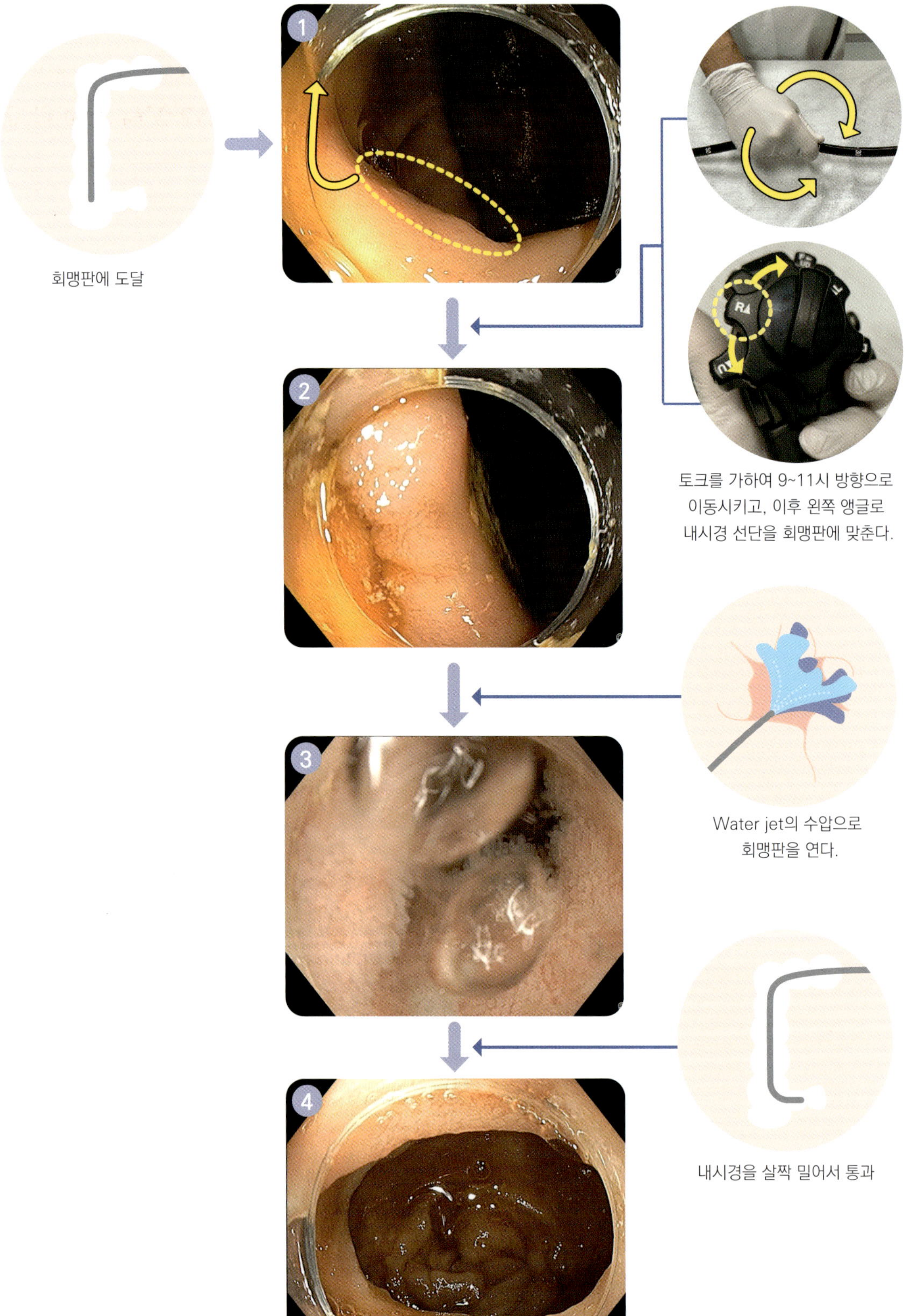

회맹판에 도달
1
2
3
4
토크를 가하여 9~11시 방향으로
이동시키고, 이후 왼쪽 앵글로
내시경 선단을 회맹판에 맞춘다.
Water jet의 수압으로
회맹판을 연다.
내시경을 살짝 밀어서 통과

그림 12 ● 회맹판 통과

8 관찰 방법

movie ⑫

Point

- 놓치는 부분을 어떻게 줄일 것인지 고민하면서 관찰하도록 한다.

1 서론

삽입 방법(→**제2장-7, p.116~128**) 섹션에서 배운 기술을 활용하여 맹장까지 도달한 뒤 내시경을 제거하면서 관찰을 진행한다. **"삽입"이 아니라 "관찰·치료"가 대장내시경의 목적**임을 재확인하도록 한다.

회장 말단부터 직장까지 각 부위를 촬영하며, **최소 10장 전후로 촬영**하여 기록을 남긴다. 또한 소견이 없더라도 아무 이상이 없다는 것을 증명하는 영상으로 활용할 수 있다. 이 섹션에서는 놓치는 부분이 적도록 관찰하는 방법을 습득한다.

Pitfall

놓치기 쉬운 부위

대장에서는 굴곡과 주름 때문에 병변을 놓치기 쉽다. 특히 회맹판(Bauhin판) 뒤쪽(그림 1A)이나 간만곡부 내측(그림 1B)은 놓치는 경우가 많으므로 주름 뒤쪽까지 신중하게 관찰해야 한다.

Ⓐ 회맹판 뒤쪽 Ⓑ 간만곡부 내측

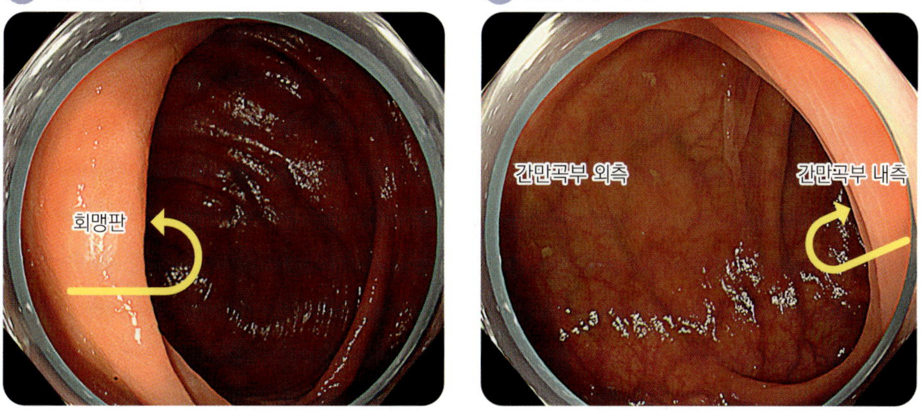

그림 1 ● 놓치기 쉬워 주의해야 할 부위

2 기본 관찰 방법

결장에는 수많은 주름이 있어 병변을 놓치는 원인이 될 수 있으므로 **송기를 하여 장관을 충분히 확장한 상태에서 360° 회전하면서 철저하게 관찰**해야 한다(그림 2A). 또한 **선단 후드를 사용하면 주름 뒤쪽까지 확실하게 관찰**할 수 있다(그림 2B).

Pitfall

송기에 의해 복부 팽만감이나 통증을 느낄 수 있으므로 탄산가스(CO_2) 사용이 필수적이다. 흡인을 병용하여 과도한 송기가 되지 않도록 주의해야 한다.

Ⓐ 360° 관찰한다.

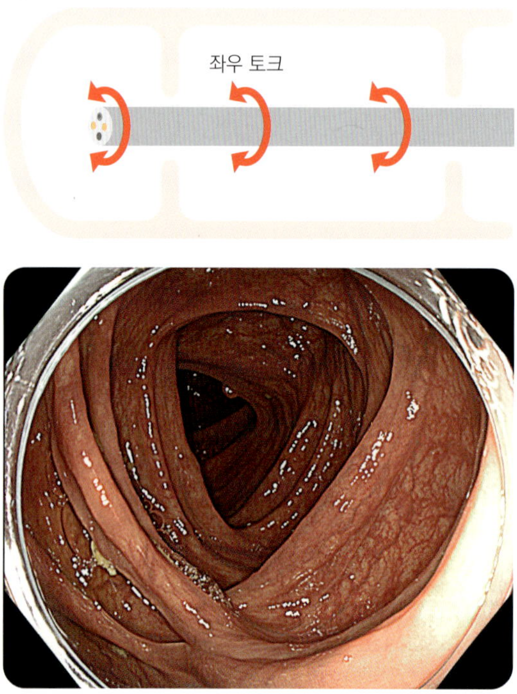

Ⓑ 후드를 사용하여 주름 뒤쪽까지 관찰한다.

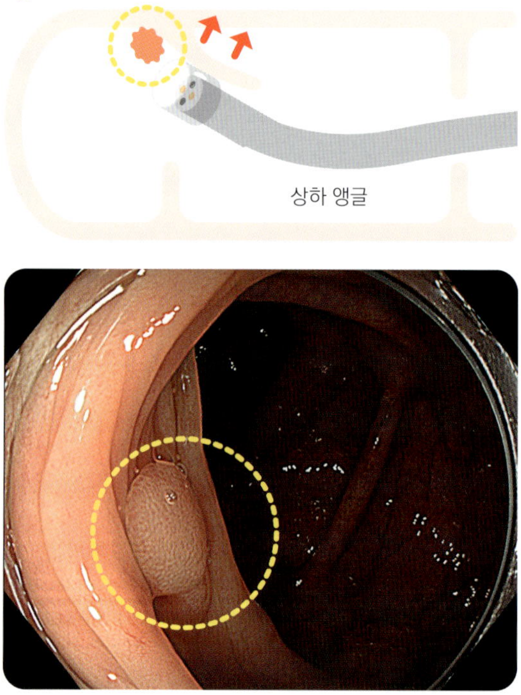

주름을 눌러서 주름 뒤쪽의 용종도 관찰할 수 있다.

그림 2 ● 기본 관찰 방법

3 반전에 의한 관찰

장관 내에서 **좌우 어느 한쪽으로 토크를 한 상태에서 위쪽 앵글을 가하면서 내시경을 밀어 넣으면 반전**이 가능하다(그림 3A). 하부 직장에서는 반드시 반전하여 항문까지 철저하게 관찰해야 한다(그림 3B).

또한 상행결장이나 횡행결장처럼 주름이 많은 부위에서도 주름 뒤쪽을 관찰하는 데 반전이 유용하다(그림 3C). 이때 **장관 내 공기를 흡인하여 장을 단축하면 장관의 긴장이 완화되어 반전이 더 쉬워진다**.

Pitfall

가는 내시경(→**제2장-2, p.87**)으로 변경하면 직장·결장의 다양한 장소에서 반전이 가능하므로 반전 조작이 반드시 필요한 경우에는 내시경을 변경하는 것도 효과적이다. 그러나 무리한 반전 조작은 장 천공이나 점막 손상의 위험이 있으므로, 환자가 통증을 호소하면 즉시 반전 조작을 중지한다.

A

B **반전을 이용한 항문 관찰**

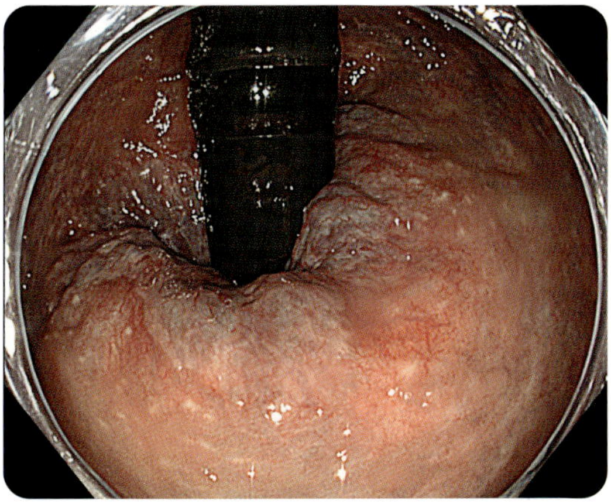

항문부 뒤쪽까지 철저히 관찰한다.

C **반전을 이용한 상행결장 관찰**

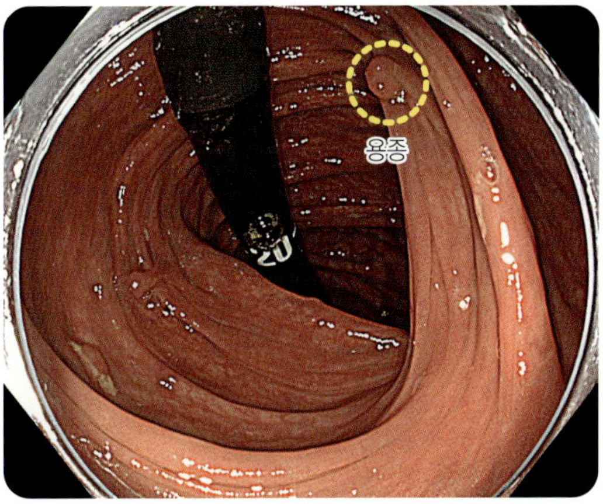

주름 뒤쪽에 5 mm의 용종이 관찰된다.

그림 3 **반전에서의 관찰**

9 루프 해제 방법

movie ⑬

Point

- 루프 해제법을 익혀 본다.

1 구불결장에서의 루프 해제 방법

이 책에서는 루프를 형성하지 않는 삽입 방법을 중심으로 설명하고 있지만, 삽입 중에 루프가 형성되는 경우도 있다.

구불결장에서는 α 루프, γ(역α) 루프, N 루프가 형성될 수 있다.

α 루프의 경우 내시경에 오른쪽 토크를 주면서 당기면 해제할 수 있다. **γ(역α) 루프의 경우 반대로 왼쪽 토크**를 주면서 내시경을 당겨준다(그림 1).

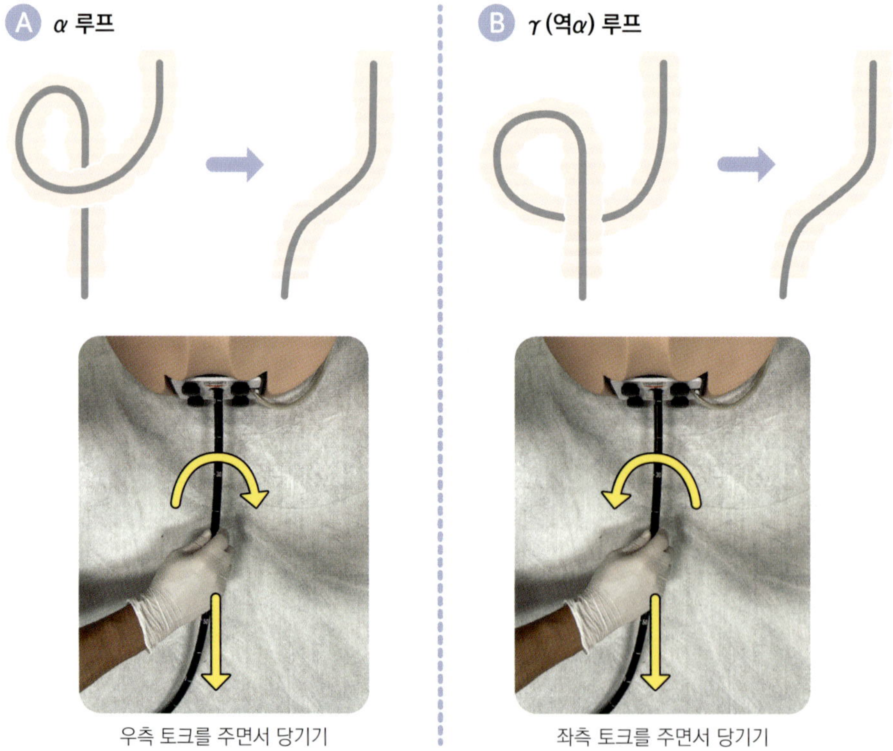

그림 1 ● α 루프, γ 루프 해제 방법

N 루프는 우측 토크를 주면서 내시경을 당기는 것으로 직선화할 수 있지만, **루프가 재형성되는 경우가 많으므로 손으로 압박하면서 내시경을 진행한다.** 내시경을 밀어 넣어도 화면이 앞으로 나아가지 않거나 오히려 멀어지는 경우 루프가 형성된 상태이다.

요령

α 루프, γ 루프를 해제할 때는 내시경을 당기기 전에 선단을 하행결장 또는 비만곡부에서 상방 앵글을 주어 앵커(걸어 고정시킴)를 만들어야 한다. 루프 해제 중에 내시경을 당기고 있음에도 화면이 변하지 않는 경우는 루프가 해제되고 있는 것이다(그림 2).

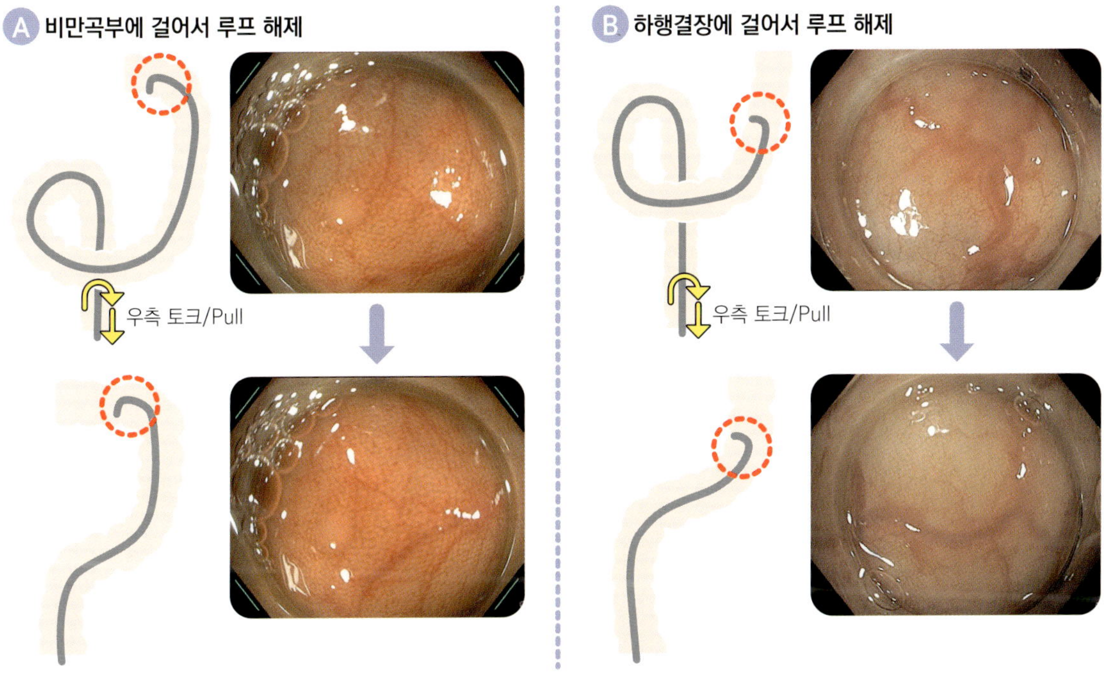

그림 2 ● 루프 해제 시의 앵커(α 루프의 예)

앵커가 제대로 작용하여 루프가 해제되고 있는 경우 내시경을 당겨도 화면이 변하지 않는다.

2 횡행결장에서 루프 해제 방법

횡행결장에서 루프가 형성된 경우 간만곡부까지 내시경을 삽입하여 상하 앵글을 사용하여 내시경 선단을 걸어 고정시키면 해제가 쉬워진다. **일반적으로 우측 토크를 주면서 내시경을 당기면** 해제할 수 있지만, 해제되지 않는 경우 좌측 토크를 사용한다.

요령

자유감

대장내시경 삽입 시 '오른손의 자유감을 중요하게 생각하라'는 말이 있다. 이는 내시경을 밀거나 당길 때 1:1 비율로 내시경 선단이 함께 움직이며(**→제2장-7, p.124**), 조작하는 오른손에 불편함이 없는 상태를 의미한다. 루프가 형성되었는지 여부를 알아차리는 중요한 신호가 되기도 한다.

10 용종 절제 · 생검 · 클립 기술

movie 14

Point

- 대상 병변을 시야에 확보한 상태에서 확실하게 절제·생검을 시행하도록 한다.

1 서론

용종 절제·생검·클립의 각 기술은 상당히 많은 공통점이 있다. 공통적인 기술이나 주의점을 익히면, 이 세 가지 시술 기술을 더욱 효율적으로 향상시킬 수 있다.

2 Cold snare polypectomy/EMR (표 1)

6 mm 이상, 20 mm 미만의 종양성 병변은 올가미를 이용한 내시경적 절제의 적응이 되며, 5 mm 이하의 미소 병변이라도 암이 의심되는 경우에는 절제한다. **암이 의심되지 않는 10 mm 미만의 비유경성 병변은 cold snare polypectomy의 적응**이 된다[1].

표 1 올가미를 이용한 용종 절제 방법

EMR	점막하층에 국소 주입을 시행하여 병변을 융기시킨 뒤 올가미로 조여서 통전하여 절제하는 방법
Cold snare polypectomy	국소 주입 없이 그대로 올가미로 조여서 통전 없이 절제하는 방법

용종을 완전히 절제하기 위해서는 **최소 1~2 mm의 경계를 확보하는 것**이 중요하다(그림 1). 통전을 동반한 절제의 경우 경계의 열변성을 고려하여 다소 넓게 조여야 한다.

확실하게 경계까지 포함하여 절제하려면 **항상 경계를 확인하면서 절제**해야 한다. 그러나 내시경의 대물렌즈는 중심에서 약간 벗어나 있으므로 용종 위치에 따라 올가미가 보이지 않을 수 있다. 따라서 다음 두 가지 사항을 반드시 주의해야 한다.

❶ 용종을 화면의 5~6시 방향(겸자구 방향)으로 돌린다.

❷ 경계가 잘 보이는 근접 거리를 유지한다. 밀고 당기기를 미세하게 조정한다.

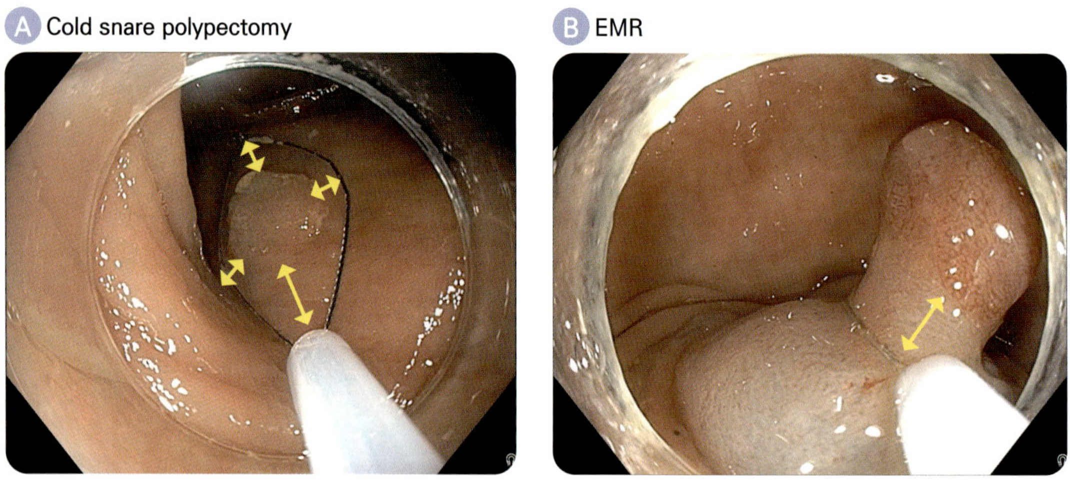

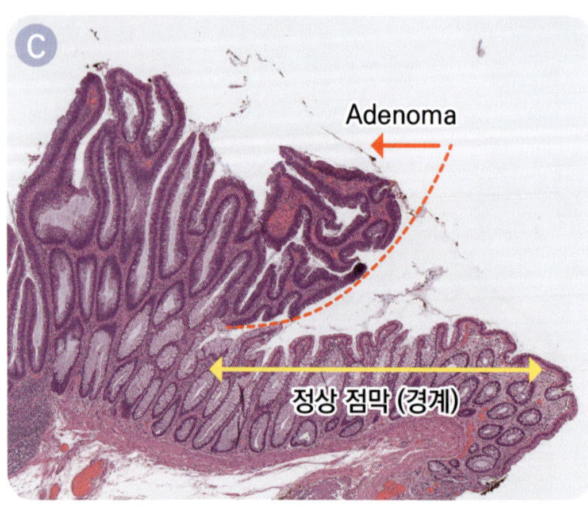

그림 1 ● **용종 절제 시의 경계**

■ 용종의 위치 조정

먼저 **용종이 5~6시 방향**이 되도록 내시경을 회전시킨다. 용종이 대각선 반대쪽인 11시 방향에 위치한 경우 국소 주입 바늘이나 올가미를 용종에 가까이 가져갔을 때 화면이 좌측 상단으로 이동하게 되어 용종이 보이지 않게 된다(그림 2). 반면 5~6시 방향으로 회전시킨 경우 시술 내내 용종을 계속 시야에 확보할 수 있다.

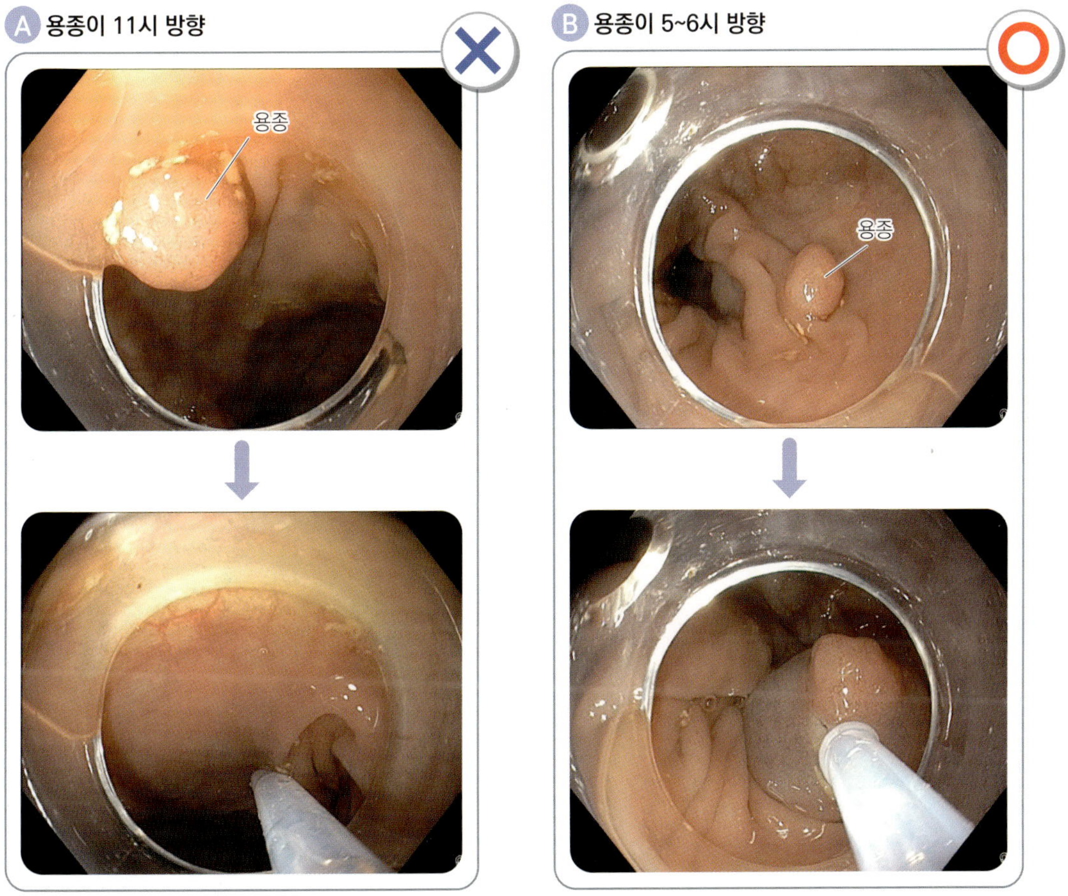

그림 2 ● 용종의 위치 조정
가까이 접근하더라도 용종을 시술 내내 시야에서 확인할 수 있도록 5~6시 방향으로 회전시킨다.

Pitfall

용종 위치 조정 시 회전 방법

용종을 5~6시 방향으로 회전시킬 때는 오른손 비틀기를 사용하지 않고 왼쪽 전완이나 왼쪽 손목과 앵글 조작을 이용하여 회전시킨다. 오른손은 올가미 등의 조작을 위해 비워 둘 필요가 있다(그림 3).

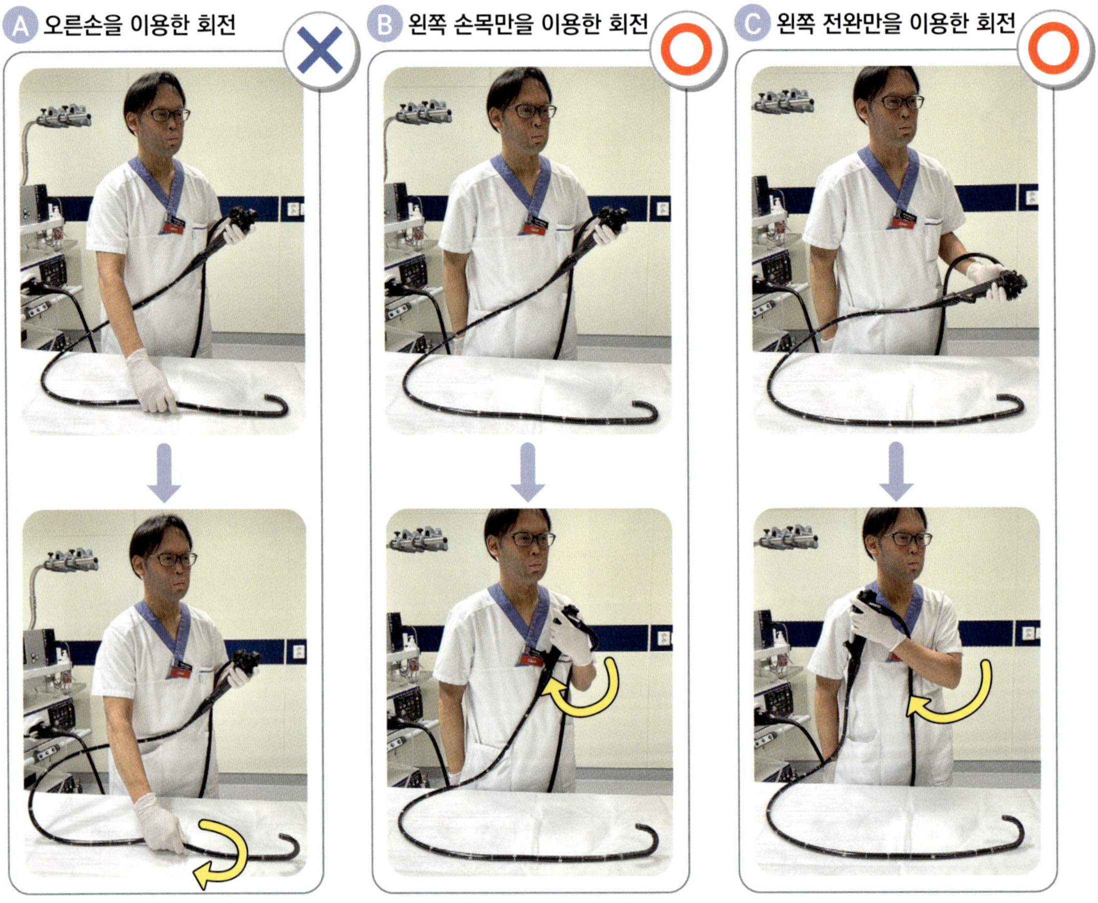

그림 3 ● 오른손을 사용하지 않고 내시경을 회전시킨다.

오른손은 올가미 등의 조작을 위해 비워 둔다.

■ 용종 절제·국소 주입

올가미로 절제할 경우 시스(sheath)만을 밀어내면 화면에서 멀어지면서 시야 확보가 어려워질 수 있다(그림 4). 따라서 **내시경 자체를 밀어 넣어 가까운 거리를 유지한 상태에서 시스를 밀면서 조여서** 절제해야 한다.

요령

국소 주입으로 EMR은 결정된다!

국소 주입을 용종의 근위측에 시행하면 용종이 시야에서 가려질 수 있다. 용종의 원위측에 많이 하면 용종의 깊은 부위까지 시야를 확보한 상태에서 절제할 수 있다(그림 5).

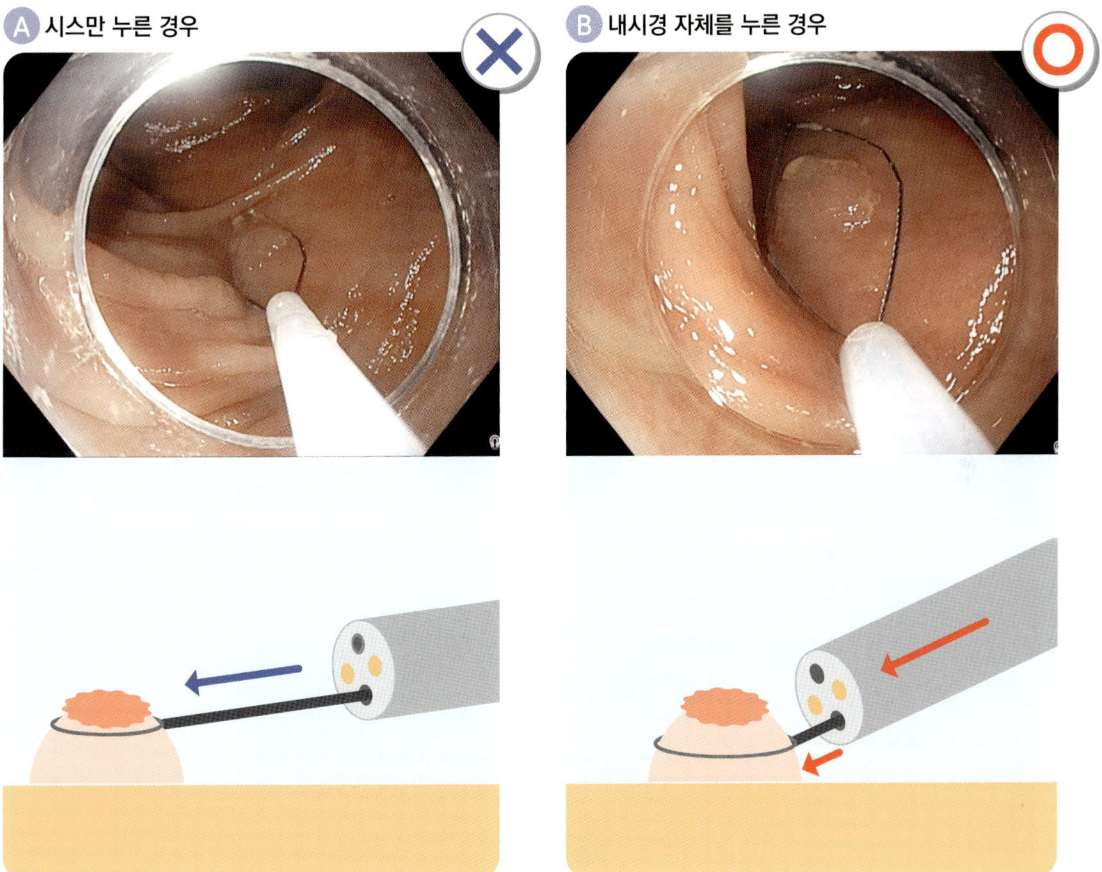

그림 4 ● 올가미 사용 시에는 내시경을 밀어 가까이 접근한다.

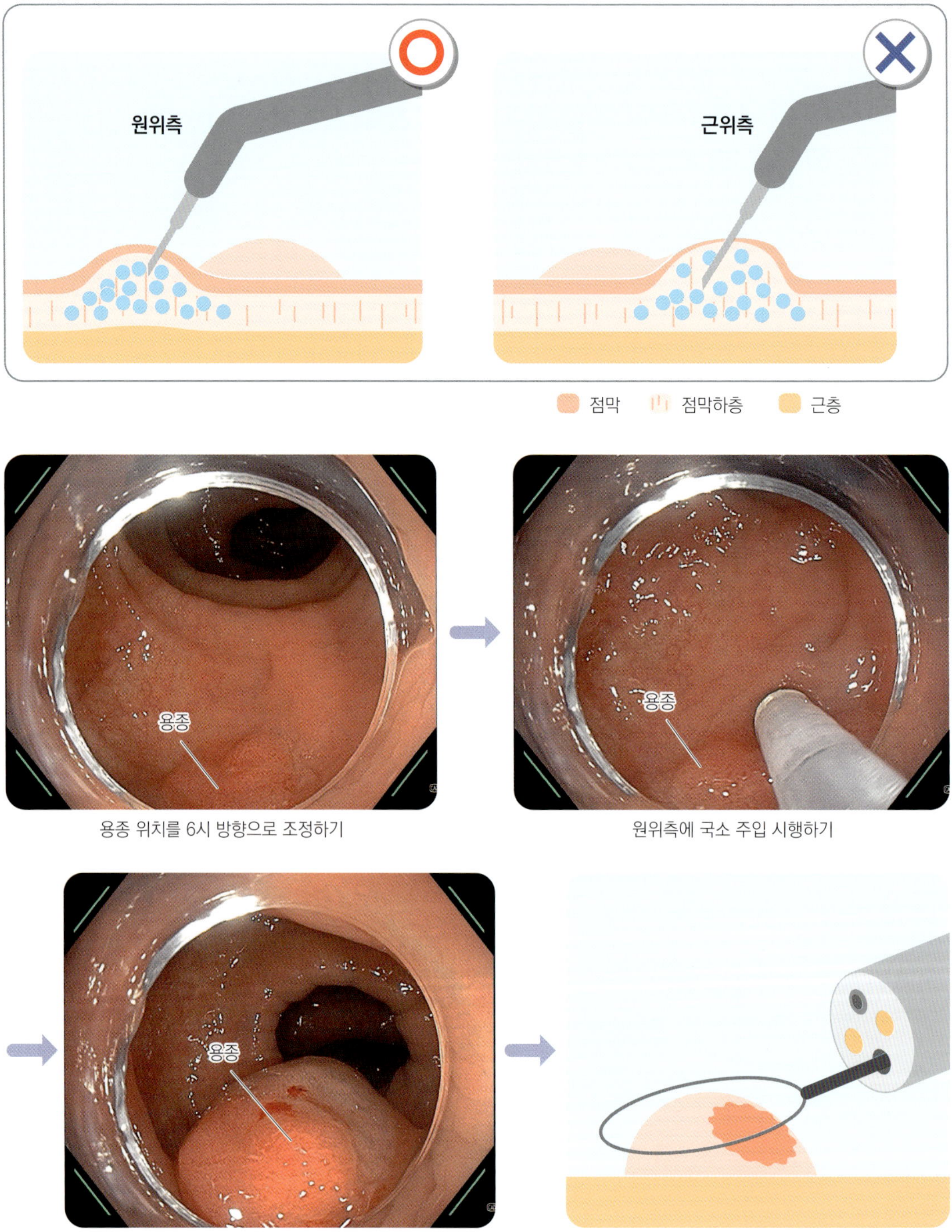

용종 위치를 6시 방향으로 조정하기

원위측에 국소 주입 시행하기

용종과 주변 융기 확인하기

올가미로 조이기

그림 5● 국소 주입 절차와 위치

Pitfall 잘 되지 않을 때의 주의점

국소 주입을 해도 점막이 충분히 융기되지 않는 경우에는 국소 주입 바늘의 각도나 깊이에 주의해야 한다(그림 6). 천자 각도를 주면 천자는 쉬워지지만 너무 깊이 들어갈 수 있으며, 반대로 각도가 없으면 너무 얕아질 수 있다.

또한 용종과 내시경 사이의 거리가 너무 가까우면 충분히 융기되었는지 판단하기 어려울 수 있다. 항상 점막을 관찰할 수 있도록 내시경을 밀고 당기면서 국소 주입 시 거리도 조정해야 한다(그림 7).

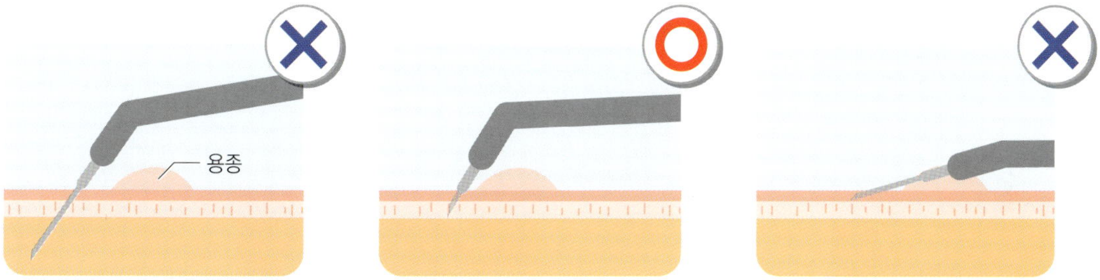

그림 6 국소 주입 시 각도에 주의

점막 점막하층 근층

깊이 들어가지 않도록, 지나치게 얕지 않도록 적절한 각도로 조정한다.

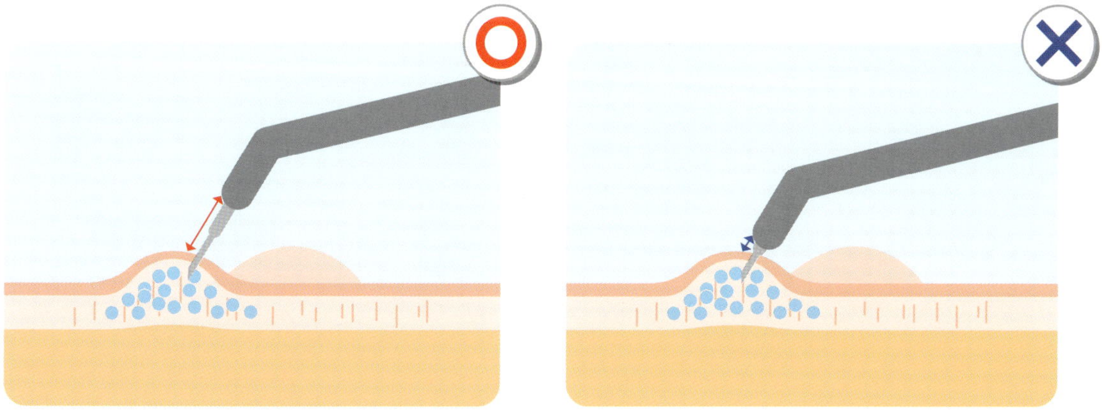

그림 7 국소 주입 중 거리 조정

거리가 너무 멀어지지 않도록 하면서도, 충분히 융기되었는지 판단할 수 있는 거리에서 시행한다.

3 생검과 클립

생검과 클립 기술은 기본적으로 동일하다. 용종 절제와 마찬가지로 **항상 목표 부위를 시야에 확보**함으로써 정확하게 시행할 수 있다.

■ 목표 부위 위치 조정

먼저 목표 부위를 화면의 6시 방향으로 이동시킨다. 용종 절제와 마찬가지로 오른손을 사용하지 않고 회전시키면서 상하 앵글을 조정한다.

Pitfall

겸자구 위치에 따른 조정

목표 부위를 겸자구가 있는 방향으로 이동시키면 항상 시야를 확보할 수 있다. 일반적으로 상부 소화관 내시경에서는 겸자구가 6~7시 방향, 대장내시경에서는 겸자구가 5~6시 방향에 있다. 따라서 기본적으로는 6시 방향으로 조정하지만, 겸자구 위치의 차이를 이해하면서 목표 부위를 이동시켜야 한다.

■ 생검 순서

생검은 다음 단계에 따라 진행한다(그림 8).

❶ 생검 겸자를 약간 내민다.

❷ 내시경을 밀어서 목표 부위에 접근한다.

❸ 생검 겸자를 약간 밀면서 닫는다.

Pitfall

거리가 멀어지면 시야 확보가 어려워질 뿐만 아니라 겸자가 불안정해져 정확한 생검을 시행하기 어렵다.

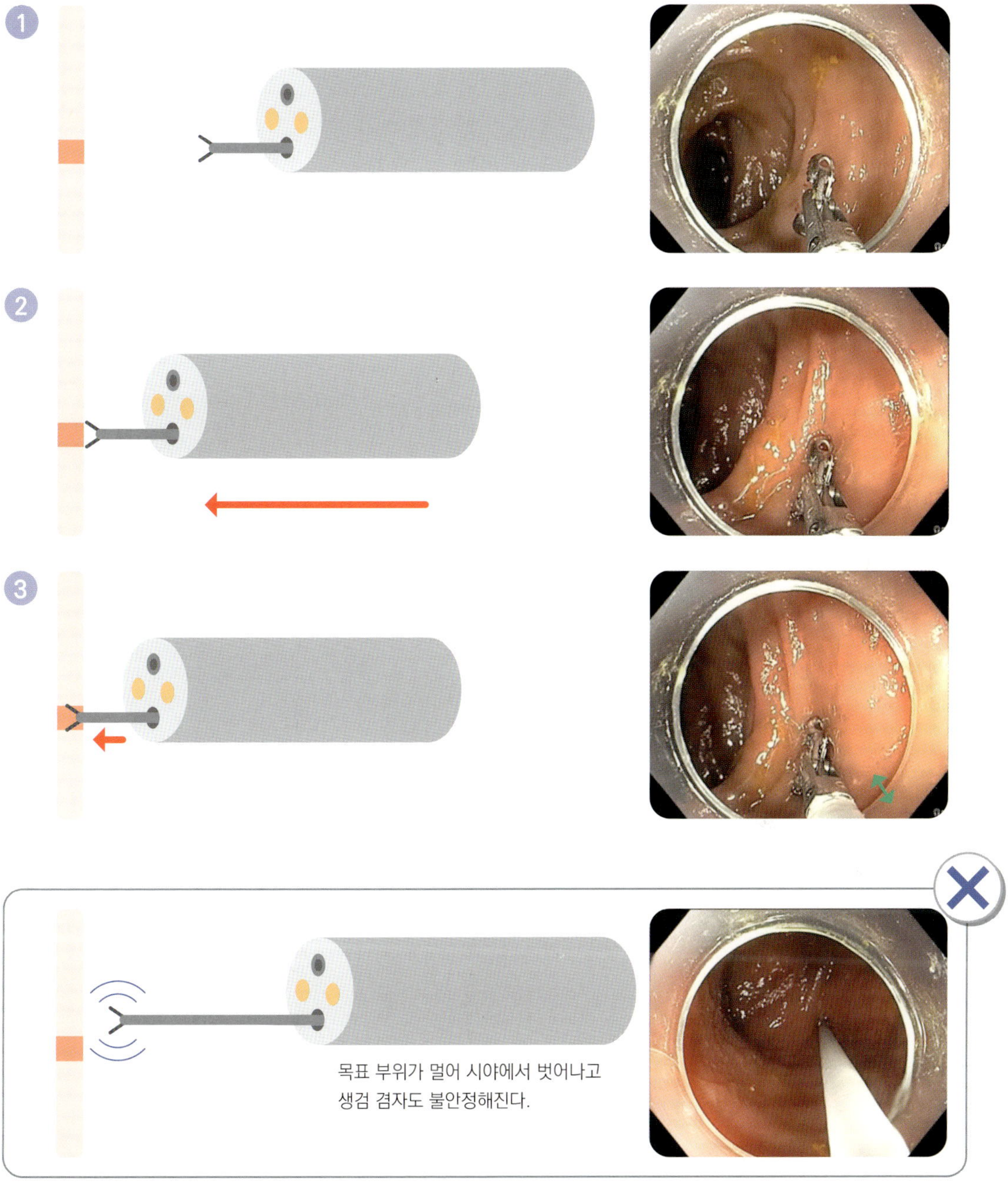

그림 8 ● 생검 순서

점막 목표 부위

■ 클립 시술 절차

클립 시술은 다음 단계로 진행한다(그림 9).

❶ 클립을 펼친 후 방향을 회전시켜 조정한다(궤양 장축에 대해 직각이 되도록 한다).

❷ 내시경을 밀어서 목표 부위에 가까이 접근한다.

❸ 시스를 약간 밀면서 클립을 닫는다.

❹ 클립을 분리한 후 천천히 시스를 당긴다.

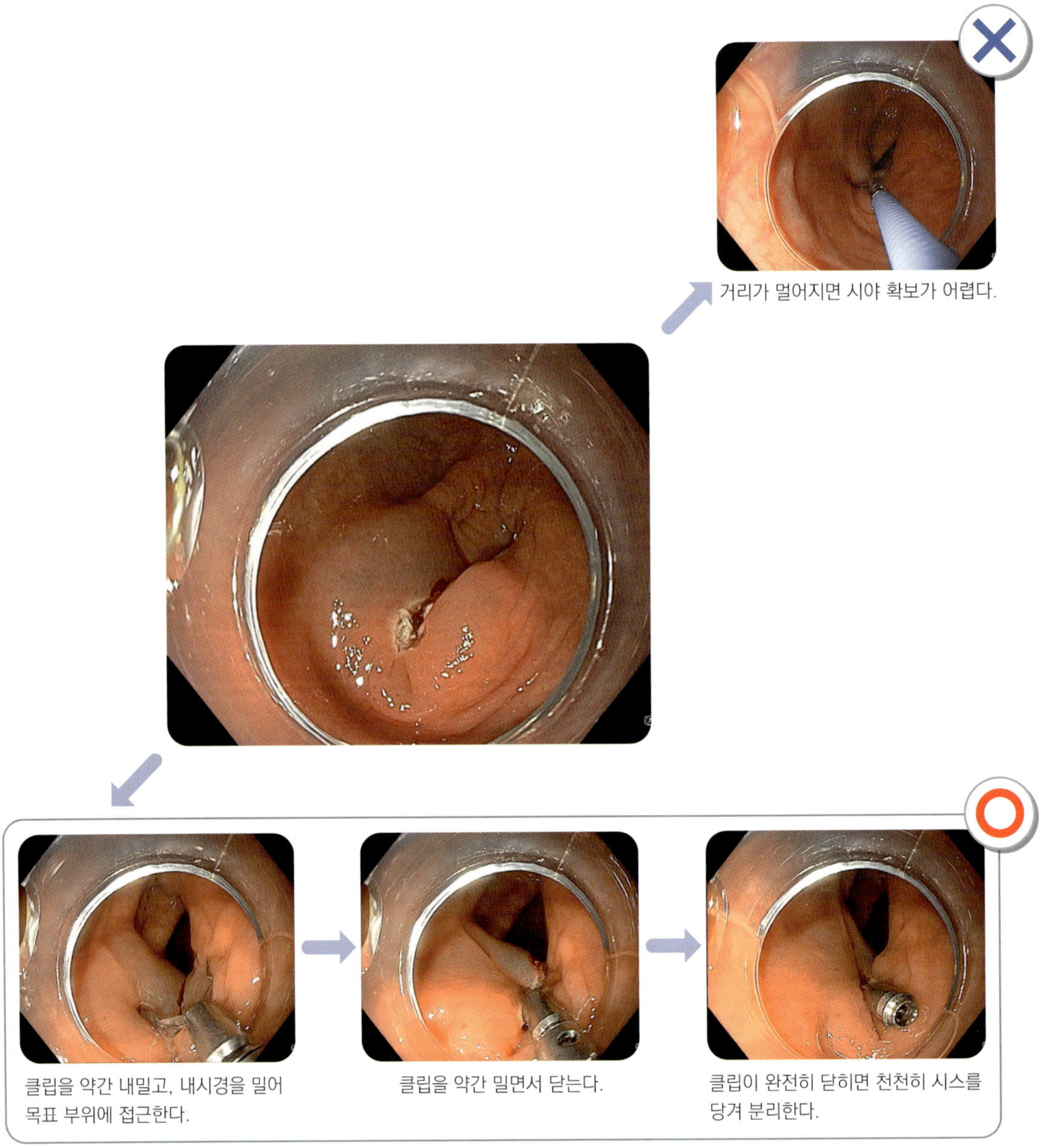

그림 9 ● EMR 후 클립 사용 예

요령

겸자·클립을 닫을 때의 주의 사항

겸자나 클립은 형태상 단순히 닫는 것만으로는 확실하게 잡을 수 없다. 보조자에게 닫도록 지시한 후, 닫으면서 2~3 mm 정도 겸자나 클립을 밀어야 할 필요가 있다(그림 10). 다만, 닫을 때 너무 세게 밀면 유지했던 근거리 시야가 흐트러져 멀어 보이게 되어 제대로 잡혔는지 확인하기 어려워진다. 항상 어떻게 하면 시야를 확보할 수 있을지 고려하면서 기구와 내시경을 신중하게 조작해야 한다.

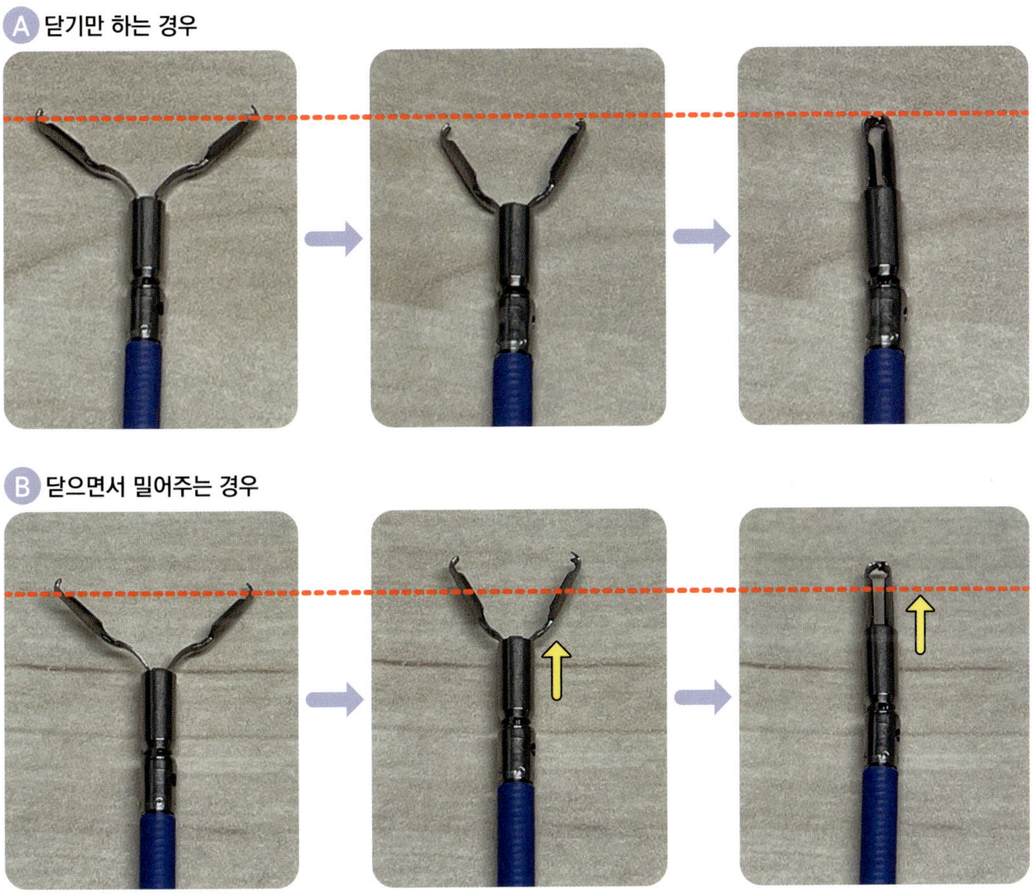

그림 10 겸자나 클립을 닫을 때 약간 밀기

Pitfall

목표 부위에 대해 수직 방향을 만들기

목표 부위가 접선 방향에 있으면 생검이나 클립이 미끄러져 제대로 시행하기 어렵게 된다. 이럴 때는 목표 부위를 6시 방향으로 회전시킨 후 하방 앵글을 사용하는 등 목표 부위에 대해 수직이 되도록 화면을 확보하면 보다 정확하게 생검·클립할 수 있다(그림 11).

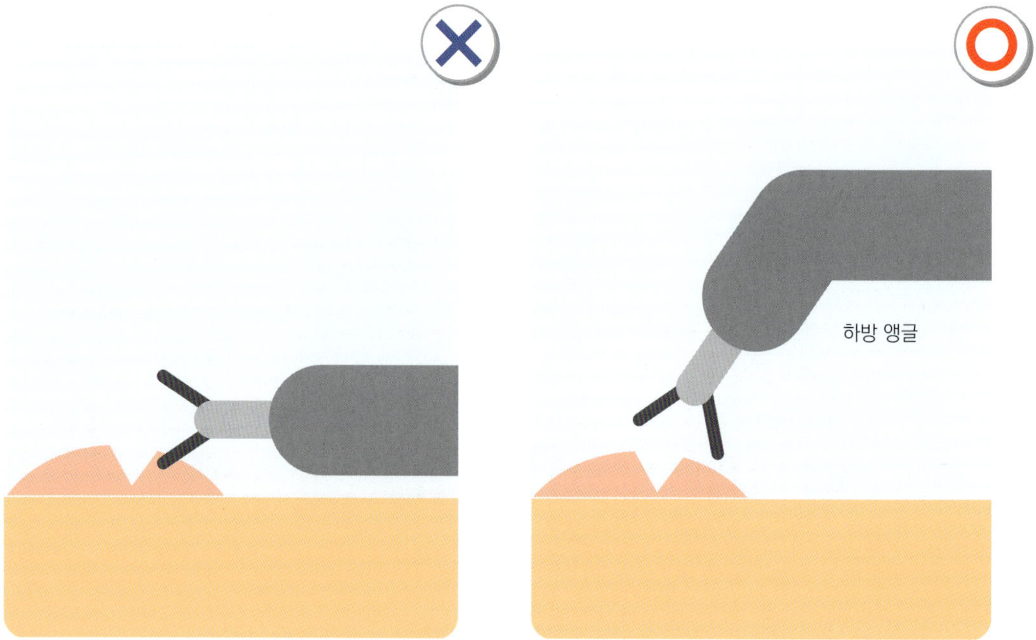

그림 11 ● 목표 부위에 대해 수직 방향을 형성하기

참고문헌

1) 「大腸ポリープ診療ガイドライン2020(改訂第2版)」(日本消化器病学会/編), 南江堂, 2020

11 훈련

Point

- 대장내시경 시뮬레이터를 사용하여 장의 형태가 실제로 어떻게 변화하는지 확인한다.
- 상부 소화관 내시경 시뮬레이터로 기본 조작 기술을 다시 확인한다.

1 서론

밀어 넣기만으로 삽입하는 방법은 통증을 동반하는 대장내시경 검사가 될 수 있다. 삽입 방법에 대한 섹션(→**제2장-7, p.116~128**)을 보면서 부위별 주의점을 확인한 뒤, 시뮬레이터를 활용하여 장을 늘리지 않는 삽입법을 연습한다(그림 1).

또한 **내시경의 기본 조작법(회전이나 앵글 등)은 상부 소화관 모델을 사용하여 다시 한 번 확인**해야 한다. 대장 모델보다 연습에 적합하며, 상부 소화관 모델로 연습함으로써 기본 기술을 완벽하게 익힐 수 있다.

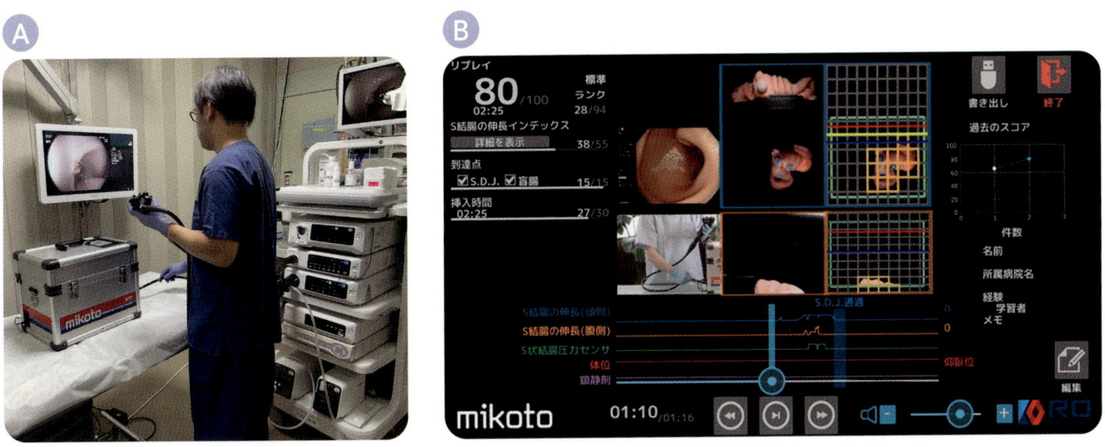

그림 1 대장내시경 시뮬레이터
mikoto 대장 모델 (주식회사 RO)

2 연습의 포인트

시뮬레이터의 장점 중 하나는 **장의 변화를 직접 보고 이해할 수 있다는 점**이다.

구불결장에서 내강을 회전시킬 때 장의 형태가 어떻게 변화하는지, 다음 내강의 방향과 진행 방법에 따라 장이 어떻게 늘어나는지를 확인해 본다(그림 2).

A Method B(다음 내강이 12시 방향)로 진행했을 때

B Method A(다음 내강이 3~6시 방향)로 진행했을 때

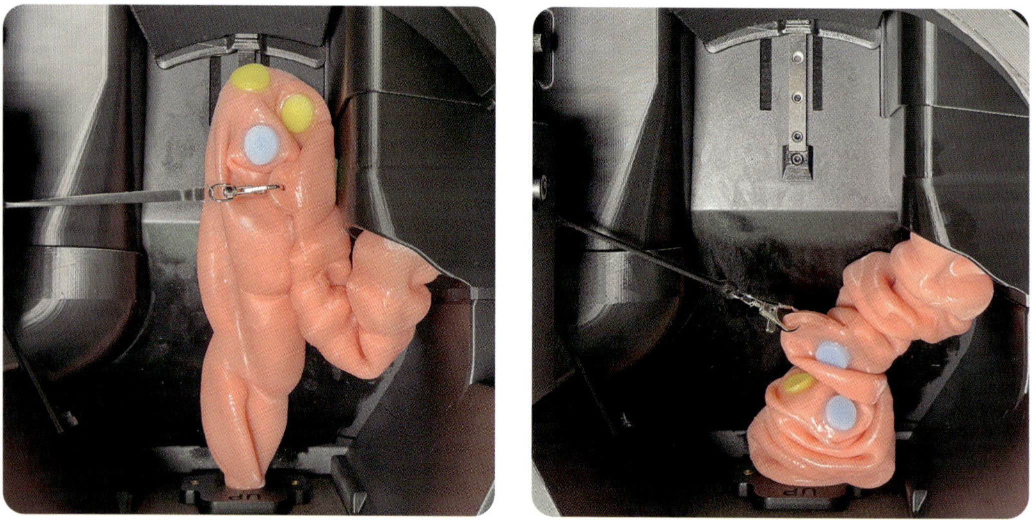

그림 2 ● 구불결장 통과 시(→제2장-7 그림 4, 5, p.119~120)의 상태를 시뮬레이터로 확인

색 인

한 글

ㄱ

ㄴ

ㄷ

ㄹ

ㅁ

ㅂ

ㅅ

영 문

가장 빠르게 스스로 익힌다!

소화기 내시경의 기본 테크닉

2025년 4월 1일 인쇄
2025년 4월 15일 발행

역자 | 김광하
저자 | Shuichi Miyamoto

임프린트 | 도서출판 대한의학
발행인 | 신은주
책임편집 | 서선영
출판등록 | 2003년 9월 27일 제 25100-2014-000011호
발행처 | ㈜에스앤씨퍼블리싱
주소 | 서울특별시 구로구 디지털로 288 대륭포스트타워1차 1209호
전화 | (02)921-0653
e-mail | medbook2000@daum.net
홈페이지 | www.dhmbook.co.kr
www.medbook.co.kr

정가 | 50,000원
ISBN | 979-11-5590-310-0 93510

「最速で身につける！消化器内視鏡の基本テクニック」
宮本秀一/著

Original Japanese edition published in 2024 by YODOSHA, CO., LTD.

도서출판 대한의학은 (주)에스앤씨퍼블리싱의 의학 전문 임프린트입니다.
인쇄나 제본 과정에서 잘못된 책은 바꾸어 드립니다.